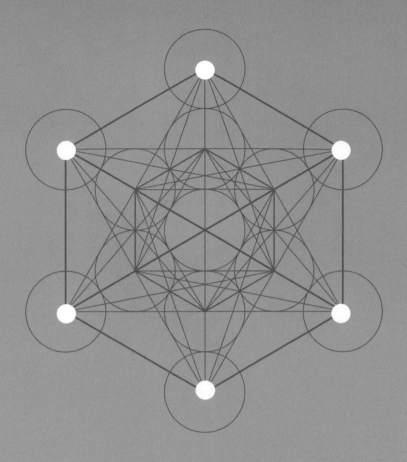

水晶陣療癒全書

· 使用陣式，擴大礦石的顯化力量 ·

CRYSTAL GRIDS HANDBOOK
Use the Power of the Stones for Healing and Manifestation

茱蒂·霍爾 Judy Hall ——————— 著　　謝明憲 ——————— 譯

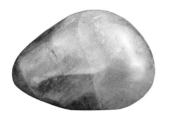

獻詞

謹將本書獻給世界各地的水晶愛好者。

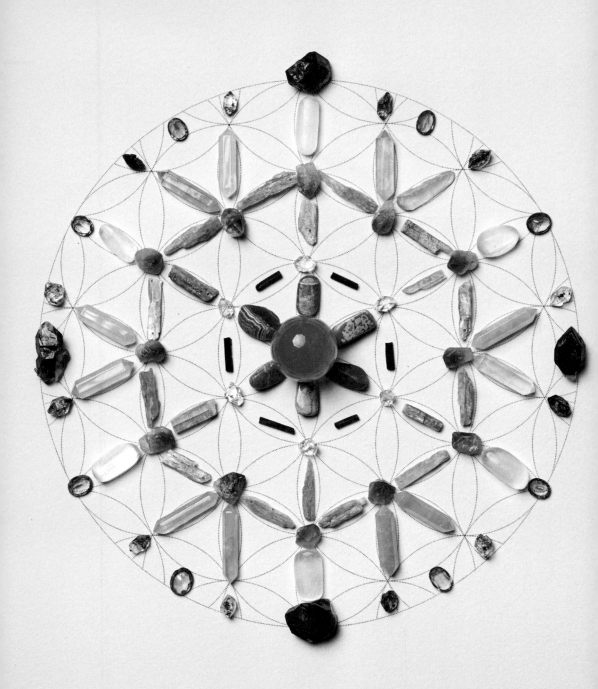

目錄

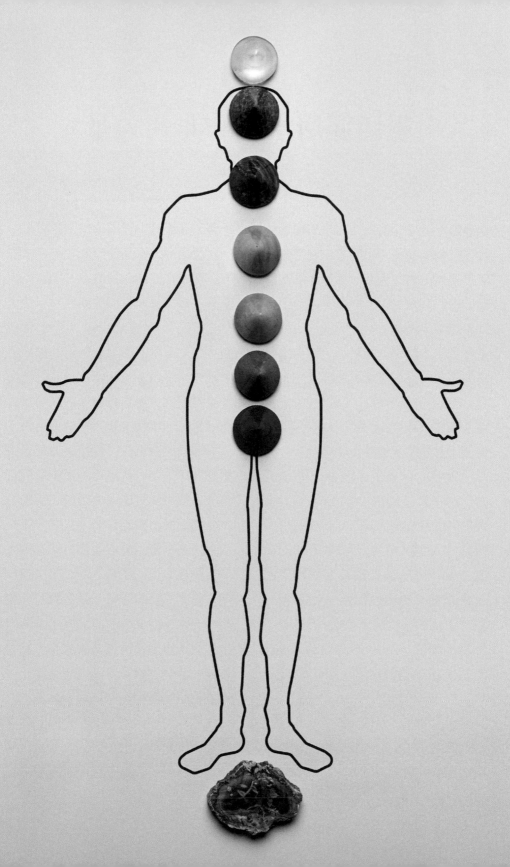

靈活運用水晶的非凡力量

水晶陣：合成強而有力的水晶頻率和神聖幾何的能量。簡單說，它們就是能量技術的實際應用。每個水晶陣都有獨特的和諧共振，站在水晶陣中，即是體驗宇宙創造矩陣的顯化力量。當你處於水晶陣的能量中，你會感到精力充沛、充滿能量又熱情開朗，或者是感到深深的平靜，彷彿被帶到一個寂靜與終極合一的點。這些感受依每個水晶陣的目的各有所不同。

我們的世界是由各種陣形構成的，這在大自然中四處可見，向日葵或松果的螺旋形、菊石的精確弧線、蜂窩的巢室，或雪花不為人知的美麗。這些陣形是水晶和人體的內部晶格結構。它們的作用有如宇宙的膠水，支持著有形和無形的世界；用默基瑟德（Drunvalo Melchizedek）的話來說，它們就是「宇宙的建築學」。

水晶陣是非常強大的工具，因為它們掌握了大自然本身的顯化能量。用數個水晶排列的陣式，會比單純放一個水晶更有力量。不論水晶陣是由一種還是多種水晶構成的，那充滿個人意圖的水晶頻率與潛在力場的協同互動，會變得非常「強大」。

水晶陣看起來好像只是一個平面、單一維度的形狀，但它其實創造了延伸至整個水晶陣所在空間的多維度能量網。這個力場會呈指數的放大你的意圖。舉例來說，一個小小的三角形陣式，便可以在能量上淨化及保護整棟房子；一個簡單的螺旋形可以將能量散發到很廣泛的區域，或吸引眾多的繁榮昌盛到它的中心點，在照片上排列一個六星形能隔空傳送療癒的能量給遠處的某個人。

將水晶陣設置在一張布或互補色的背景上，能更進一步加強水晶陣的力量。要儘量使用天然的材料，例如木頭、亞麻、棉花、石板或石頭，因為它們有助於穩定和展現水晶陣的力量（儘管布的顏色比其材質更為重要）。

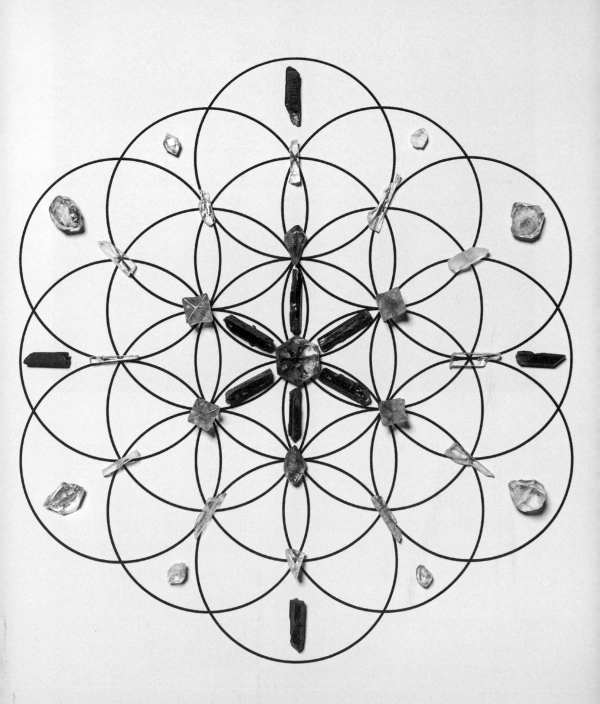

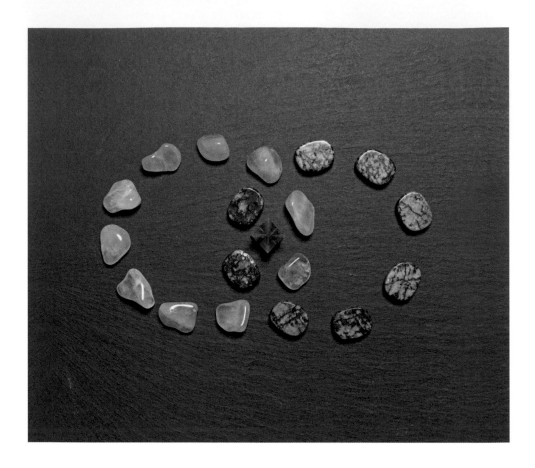

水晶陣的目的

　　水晶陣有無窮的可能性，它們可大可小，也可以設置在室內、身體上或周圍的環境中。要記得，水晶陣的能量網分布之廣遠超過它自己本身，因此它的大小並不是問題。事實上，一個小小的水晶陣也能發揮極其強大的力量。水晶陣的好處說也說不完，它們可以創造豐盛、建立保護的空間或化解毒害，它們能吸引愛情的緣分，或傳送寬恕和療癒的意圖，它們可以用來祈求世界和平、療癒被破壞的森林，或爲大自然的災害進行善後。

　　此外，水晶陣還可以穩定和淨化能量。它們之所以受人重視，是因爲它們能對人的能量場產生有益的影響。水晶陣能對氣場（aura）進行疏通及再平衡，解除不適（dis-ease）——請勿與疾病（disease）混爲一談——而促進健康。它們可以用於放鬆、支持、情緒的淨化或深層的療癒，或者用於更明確的目的，例

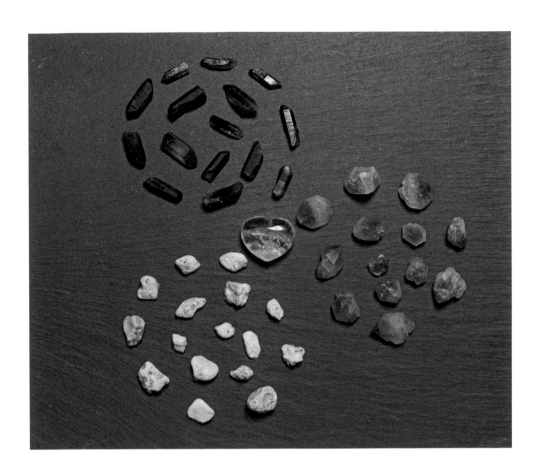

如改善失眠、頭痛或電磁場的有害影響。這些用於特定目的的水晶陣只要經常淨化，便可以放置很長的時間。

　　然而，水晶陣必須放多久或該選擇哪一個水晶陣，並沒有牢不可破的硬性規定。相信自己，看哪一個水晶陣形吸引你就對了。只要在能量上感覺正確，它便能為你帶來最好的效果。如果你的直覺告訴你，換個陣形會更符合你的需求，那就不妨一試。一旦水晶陣完成它的任務，便可以感謝它然後將之撤除。

水晶陣

水晶陣是根據微妙的神聖幾何能量動力學，用加持過的水晶石排列成精確的陣式，來實現某個願望，或淨化及保護某個空間。

設置意圖

　　水晶陣成功發揮效果的關鍵是，一開始設置水晶陣時就要有明確的目的，並且要不斷地保持這個意圖。因為加持和活化水晶以及啟動水晶陣的，就是你的意圖。水晶陣只要一啟動，便能毫無障礙的運作。但這並不表示，設置好水晶陣並且啟動它之後就可以不管它了。你還是必須對自己的目的進展狀況，保持些微的覺察（但不必一直聚焦於它或將它投射到未來），並且經常淨化你的水晶陣。至於何時該淨化它（或是重新安排、增加或減少一些水晶），你自己會知道。因為當能量不再日日增強而開始消退時，你自己會發現。當這種情況發生，你就可以淨化一下水晶，或在必要時增加或減少一些水晶，然後再用你的意圖加持它們。這種事沒有固定的時程表，只要對自己的意圖保持覺知，並相信直覺告訴你何時該淨化水晶陣就可以了（淨化完後，你會發現水晶的能量立刻回升，或者為順應新的改變而慢慢恢復起來）。

發展直覺

　　設置水晶陣有助於發展你的直覺，那無論如何你就是知道的「內在之所見」。直覺幫助你認出水晶應該設置在什麼地方，或為達到你的目的應該使用哪一種水晶陣。因為直覺與你身體本有的（除非經過開發，否則大多是無意識的）讀取能量的能力是一致的。因此，你越是靠直覺來選擇或使用水晶，你的直覺就會越來越強。在水晶的使用方面，永遠要聽從你的心（它是直覺的所在之處），而不是你的頭腦。

如何使用本書

　　本書是一本靈活運用水晶（結合神聖幾何）的非凡力量的指導書，你越使用就會越上手。因此，當你展開新的計畫，就設置一個水晶陣；感覺不舒服、焦慮或不安時，就設置一個水晶陣；想實現願望，就創造一個水晶陣；想保護你的空間或祈求世界和平，就建立一個水晶陣。你會發現，本書有許多例子和水晶陣配套的建議可以指引你。你可以把水晶放在照片中的水晶上，或是將水晶陣設置在你認為合適的背景上。當你的技巧越來越純熟，如果喜歡的話，你還可以隨意更動基本的水晶陣，或使用更高階的水晶陣。不論怎麼做，你都要用明確的意圖來啟動水晶陣，然後懷著敬畏與感恩之心來看結果的呈現。

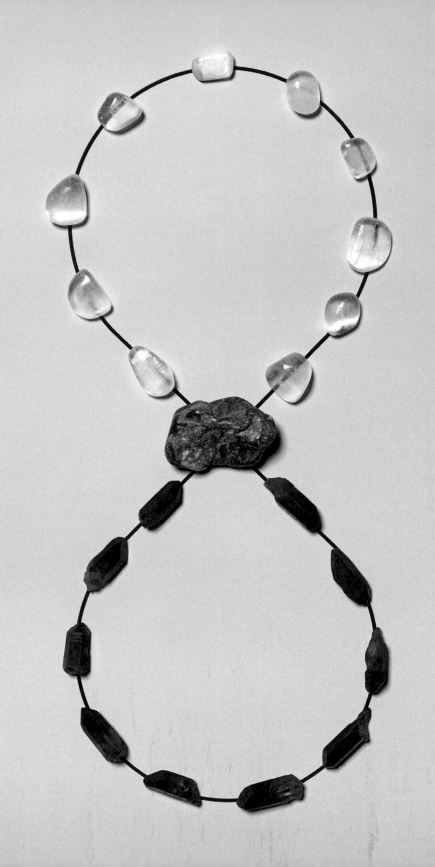

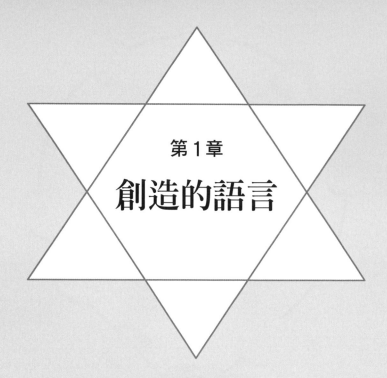

第 1 章

創造的語言

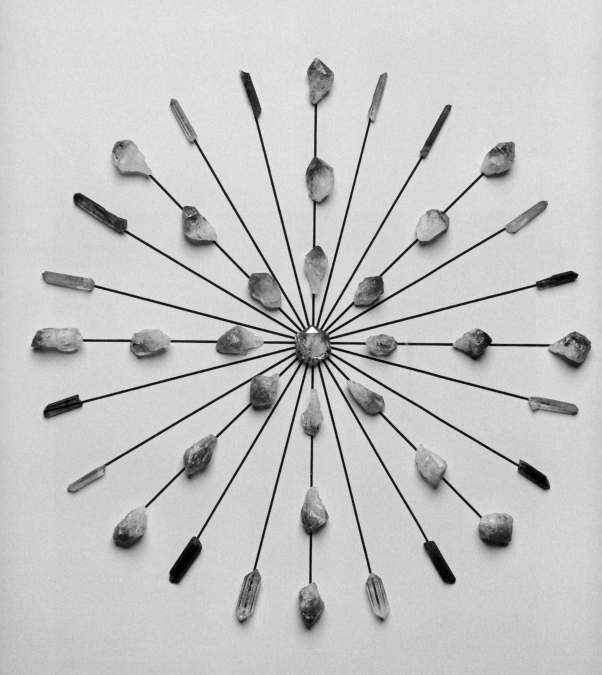

神聖幾何

　　神聖幾何是生命的原形結構，它是造化之物組織自己的形式，同時也是整個自然界賴以建立的基礎。透過神聖幾何我們會發現，在任何的狀況、所有顯化的現實和日常生活中，都存在著某種天然的比例、平衡與和諧。神聖的排列布局（神聖幾何與物質的互動），描繪出空間、時間和時空中的萬事萬物的基本架構。

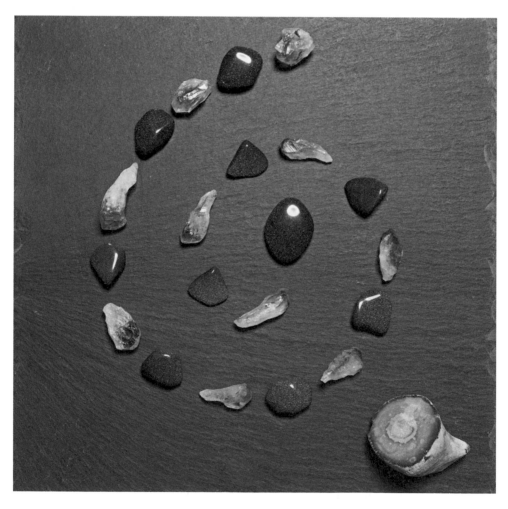

形狀的基本指南

幾乎所有的神聖幾何都是簡單的基本形狀，並且可以組合成無數種複雜的形態。每一個形狀都有特定的目的和意義：

• **圓形**：統一、圓滿、保護、邊界、起始、療癒。

• **三角形**：保護、顯化、創造、整合。

• **正方形**：鞏固、穩定、力量、保護。

• **螺旋形**：漩渦能量；引入、散發或排放能量。

• **金字塔形**：創造、重生、出體旅行。

• **五角形（五邊形）**：穩定、淨化、完整性、大自然的力量。

• **五星形（五角星形）**：消耗能量、魔法的保護、連結大自然的力量。

• **六星形（六角星形）**：保護、能量平衡、鞏固，結合心和腦、上和下。

• **球形**：包容一切、天生不穩定。

• **立方形**：限制與劃分、天生穩定。

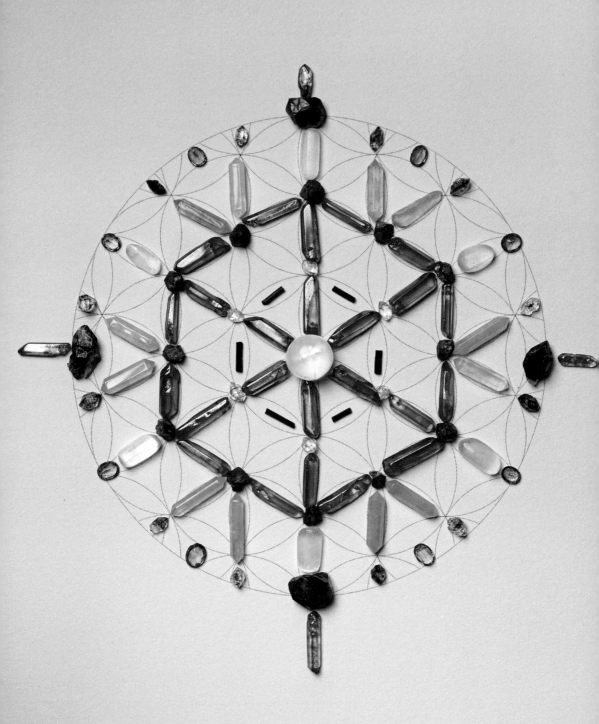

顏色的作用

顏色巧妙的改變了水晶陣的水晶運作方式。鮮豔的「熱」色彩令人充滿能量和振奮，而較暗淡的顏色則使人冷靜和「清涼」。

透明的水晶會根據個別的水晶陣要求而增加或消除能量，從而使該水晶陣的能量達到協調一致；深色的水晶則會澈底改變能量或固定住能量。煙晶（smoky quartz）或次石墨（shungite）之類的黑色水晶，其結構會吸收光而奪取能量，換句話說，它們會吸收電磁霧霾（electromagnetic smog）或詛咒之類的有害能量。此外，它們也能將水晶陣固定在周圍的環境中。

在進行水晶療癒和設置水晶陣時，有些區域可能需要平靜下來，有些區域則需要激發。總之，要選擇合適的色彩或水晶顏色來讓能量流協調一致。

水晶顏色的光譜

黑色：黑色水晶具有強人的保護力，它們會捕捉負能量，然後將其中和或轉化為正能量。因此，它們是極佳的解毒劑。此外，它們也有助於辨識那些隱藏在陰影下的禮物；換言之，它們能幫助你認出你以前從未覺察到的潛力和機會。黑水晶組成的水晶陣，能穩固身體及保護環境。

褐色：褐色水晶與地球的脈輪共振，它們有清理、淨化、穩固和保護的作用。你可以利用它們來吸收有害的放射物和負能量，以及促進穩定性和歸於中心。它們很適合長期使用，但必須經常淨化。

銀灰色：含金屬或銀灰色的水晶，具有煉金術般的變化特質；換句話說，它們能將負能量轉化為正能量。此外，它們也是旅行用的最佳水晶，傳統的說法是，它們能幫助旅行者隱身而平安的度過整個旅程。這些水晶與地球的脈輪共振，並且在處理心理陰影方面非常有幫助。陰影是整個自我中那些被拋棄、冷落、拒絕、孤立而經常遭到否定的部分，也因此，陰影往往被投射到「外面」而成為外在的體驗。這會造成無意識的障礙，使我們最良善的意圖也遭受挫敗。陰影是童年的創傷、先祖的傷痛和前世記憶所在的地方，但它同時也包含了那些被抑制住的禮物。由於水晶能療癒那

些包含創傷的能量模式，因此與它們的根源連結並非總是必要的。事實上，透過旅行、水晶的運用或治療來整合陰影，便能打開新的情感活力。

金色：長久以來，金色石頭一直令人聯想到豐盛和顯化，因為它們會產生能量及促進那「使你開心起來的領悟」（enlightenment）。它們可以作為長期的水晶陣，來吸引繁榮昌盛和新的活力。

紅色：紅色水晶與海底輪和生殖輪共振，它們使人精力充沛、充滿活力、促進性慾和激發創造力。紅色水晶會按照需求產生及循環能量，不過，這種效果有極大的刺激性，可能會過度引發不穩定的情緒，因此紅色水晶最好是用於短期的用途。

粉紅色：粉紅色水晶極為溫和，其本質是無條件的愛，能提升人的寬恕之心。在水晶陣中，它們能為當事人吸引來更多的愛。它們能提供慰藉、減輕焦慮，因此它們是非常實用的「療心」之物。粉紅色水晶也有助於克服失落、擺脫悲痛和消弭創傷。它們與三腔室（three-chambered）的心輪共振，能使人逐漸增加接受性，很適合長期使用。

桃紅色：桃紅色水晶能溫和的激發能量，它們融合了心輪和生殖輪，將愛和行動結合在一起。它們可以用於那些幫助你平靜度過人生的水晶陣中。

橘黃色：橘黃色水晶能夠啟動和釋放，並且有助於建立充滿能量的結構。因為它們的能量輸出是鎖定在一起的，不會分散掉。許多橘黃色的水晶能吸引豐盛。它們可以激發創意和自信。橘黃色水晶陣能將你的計畫落實在物質世界，其顏色與生殖輪共振。

黃色：黃色水晶與太陽神經叢和頭腦一起運作，平衡情緒與理智。黃色水晶陣能灌輸清晰度，它們最適合用來減輕季節性的憂鬱，為冬天帶來陽光的溫暖。

綠色：綠色水晶與心輪共振，它們具有平靜和淨化的力量，能提供情感上的療癒，並促進慈悲與安寧。此外，它們也能把高等意識引向大地，並將它固定住。當必須平息能量或安撫情緒時，最適合使用綠色的水晶陣。

青綠色：這一類水晶與存在的高等層面共振，它們能激發靈性的意識和超自然的能力。許多青綠色的水晶與宇

宙意識連結，並將它引向大地。所有的青綠色水晶都能帶來深層的平靜和放鬆，這些水晶在第三眼和蘇摩（soma）輪運作，將直覺和心融合在一起。

藍色：藍色水晶與喉輪、第三眼、蘇摩輪、業漩（causal vortex）輪共振，它們能促進自我表達和溝通，並與最高的意識狀態連結。它們能穩固或投射靈性的能量，為直覺和通靈提供幫助。傳統認為，這些水晶得到光明之靈（spirits of light）的助力來對抗黑暗。藍色水晶陣能促進直覺和超自然的能力，並帶來神祕的知覺。

靛藍色：靛藍色水晶與最高的意識狀態，以及最深奧的空間深處有關聯。由於這些水晶具有強大的靈性覺醒的特質，因此它們能融合及達成一致，促進對他人的服務。此外，它們也能用來冷卻過熱的能量。由於它們能促進直覺和超自然的能力，因此將它們放在第三眼或蘇摩輪的位置，能對這世界產生神祕的知覺。

淡紫色和紫色：紫色水晶與高等的頂輪和多維度的實相共振，它們能將靈性的能量引向物質層面，並促進對他人的服務。淡紫色和藍紫色的水晶與

最高的意識狀態有關，它們具有更輕盈、更細緻的頻率。

洋紅色：洋紅色水晶與高等的頂輪有關，尤其是靈魂之星（soul star）和業漩。它們能促進與多維度實相的連結，並被用來打開頭部附近的高頻率脈輪來擴展意識。

清澈或白色：清澈的水晶具有純淨光和高等意識的頻率，它們與高等的頂輪共振。這些水晶能淨化及聚集能量，連結存在的最高領域。它們可以用來看清楚狀況，或用於啟發直覺和獲取洞見。清澈的水晶是強大的能量供給源，能使環境充滿能量。在水晶陣中，它們能淨化及療癒氣場和身體。

混色和雙色：混色水晶創造額外的可能性，它們協同各個組成顏色或水晶的特質來一起全面運作。它們往往比個別的水晶更為有效，因為它們的振動被提升到更高的能量頻率。

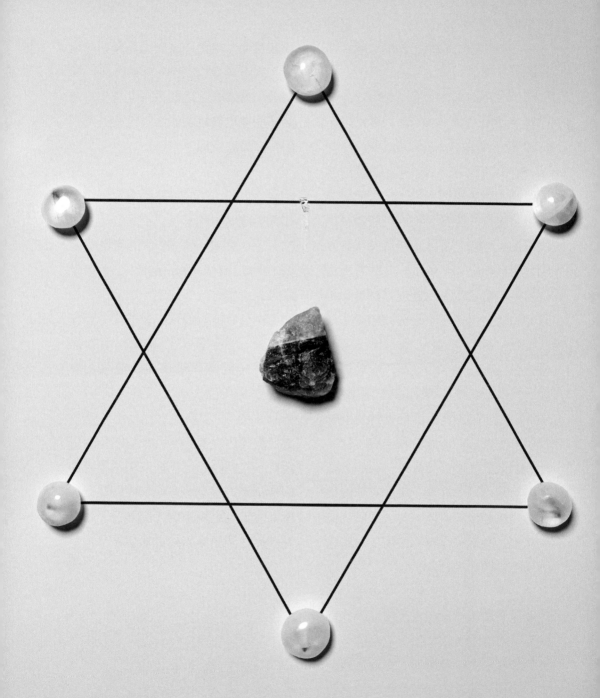

形狀的科學

水晶的形狀分爲內部和外部，而兩者都會對能量通過水晶陣的方式造成影響。水晶的內部幾何晶格，決定了它屬於何種晶系。不論外部的形狀爲何，水晶的晶格都維持著相同的內部切面和角度。換句話說，從微粒般的水晶到最大顆的水晶，它們的內部幾何晶格都是一樣的。因此，一顆水晶無論是滾圓、未經加工還是切面，完美無瑕還是有破損，小顆還是大顆，就算外部形狀有非常明顯的差異，但它的效果還是不變。

水晶的外部形狀，不管是自然形成的，還是經過切割和拋光，都不影響它原本的特性。不過，如同我們即將了解的，它確實會影響水晶能量流動的方式和區域。

共同的構成要素

水晶的內部是穩定的晶格，在這個架構中，動態的粒子不斷地圍繞著中心點轉動並產生能量。因此，即使水晶外表看起來是靜止的，但它其實是以特定的頻率，不斷地振動的分子物質，並且產生能量。由於水晶的頻率是穩定又「純粹」的，因此它們可以同步化（亦即平衡）周圍的能量場，從而使水晶成為效果極佳的穩定器。水晶陣就是以這種方式，改變諸如人體或環境中那些不穩定的能量形式。

晶系

水晶是由規則排列的原子（內部晶格）堆疊而成。個別的水晶可以從它們的組成分子填滿內部空間的方式辨認出來。每個水晶家族都有其標誌性的獨特晶格。同一種水晶，不論其大小或染成不同的顏色，在顯微鏡下都有相同的組成，也都歸屬於某種晶系或「家族」。每個晶系的運作會有些許的差異，不同的晶格會有不一樣的能量傳送方式。水晶主要分為七個晶系，此外還有一個非結晶質的晶系，固化的天然物質（例如琥珀）就是屬於非結晶質。

這些晶系分別是：

非結晶質或有機（無晶格）晶系：非結晶質的能量圍繞並保護著身體或空間，其能量流動十分快速，可作為成長的催化劑或用於淨化毒害。

等軸（立方）晶系：穩定、穩固和淨化能量，釋放壓力及促進創造力。立方水晶很適合那些創造結構和重組的水晶陣，同時也是唯一不會扭曲那些穿透它們的光線的晶體形式。

六方晶系：組織及平衡能量，並提供支持，有助於探索特定的問題。

單斜晶系：增加知覺及平衡身體系統，有助於淨化。

斜方晶系：增進活力和能量，淨化、消除或增加信息流。

四方晶系：脫胎換骨的改變，開啟、協調及平衡能量流，並帶來決心。

三斜晶系：保護、整合能量和對立面，開啟知覺，促進其他維度的探索。

三方（六方）晶系：集中及固定能量、增進活力、保護氣場和環境。

外形的作用

水晶的外形（尤其是人為的）不一定能反映它內部的晶格，但可能會稍微改變能量流經它的方式。

球形水晶：向四周均勻發出能量，並隨著時間形成一扇促進發展的窗。球形水晶很適合放在那些向周圍散發能量的水晶陣中央。

水晶簇：同一基底的多個水晶柱朝多個方向散發能量，是水晶陣極為有用的拱頂石（keystone）。

雙尖水晶：前後兩端發出能量，兩個尖端打破舊有的模式，並透過水晶陣朝兩個方向移動能量。

卵形水晶：緩和的尖端集中能量，圓的一端則將能量散發得更廣。在水晶陣中，將卵形水晶尖端朝下是把能量導入身體或大地，尖端朝上則是將能量散發出去。

骨幹水晶：由許多晶尖、晶窗和內層疊加起來的骨幹水晶，緩緩的散發出那打開通往洞見與改變之門的流動能量，是水晶陣極為有用的拱頂石或固定石（anchor）。

切面水晶：寶石和半寶石通常會經由切面加工來增加透光度，使其看起來更加明亮；但在水晶陣中，這並不會增加它們的效果，未經加工或滾圓的礦石效果一樣好。

發電機水晶：六個或數個尖端朝各個方向均勻的發出能量，它能集中療癒的能量或意圖，並將人聚集在一起。

水晶洞：洞穴般的結構能擴大、保留及緩緩地釋放出能量。當能量停滯而需要持續性的穩定復甦時，水晶洞是非常管用的。此外，它們也有助於水晶陣降低或重新引導那些流動過快的地球能量。

顯化水晶：水晶中包覆著另一個小水晶，如其名所指，它具有顯化的力量，特別是顯化豐盛，但它可以用於任何目的。在吸引豐盛的水晶陣中，可以放一顆顯化水晶作為拱頂石。

梅爾卡巴水晶：代表神聖「本源」能量的梅爾卡巴是一個星狀四面體，它是由兩個三角金字塔，一個尖端朝上、另一個尖端朝下所構成的立體八角星。它能平衡及協調能量，讓宇宙的頻率下降並固定到物質的層面，將「上」與「下」融合為一。由於梅爾

卡巴水晶具有無限創造和DNA療癒的潛能，因此它是水晶陣中最完美的拱頂石形狀。

掌心石水晶：圓而扁平的掌心石能平靜及撫慰人心，它是實現你最大願望的水晶陣的完美拱頂石。

幻影水晶：尖角的內部金字塔能打破舊有的模式並提升頻率。設置在周圍環境的水晶陣，將幻影水晶擺成朝外的尖形，或是設置在身上的水晶陣，將幻影水晶擺成朝內的尖形，其目的都是在破除舊有的模式。

水晶柱：水晶柱的尖端朝向身外，是排出能量，水晶柱的尖端朝向身內，是引入能量，對於淨化水晶陣或增加其能量極為有用。

金字塔水晶：金字塔水晶能創造能量，並從它的尖端散發出來，或者，它能保護內在的空間。它們是水晶陣中極佳的拱頂石。

未加工水晶：一大塊天然的水晶或礦石。它在水晶陣中運作良好，因為人工的造形會稍微改變水晶材質的自然能量流動。未經加工的水晶也適用於戶外的水晶陣，因為它們既不怕刮傷

又禁得起日曬雨淋。

權杖水晶：這些在中央核心柱周圍形成的水晶，是輸入力量及重新建構的最佳工具，它們能啟動水晶陣。

方形水晶：方形水晶能穩固及固定意圖。黃鐵礦之類的天然方形水晶，能排出負能量並將之轉化。

滾圓水晶：這些溫和的滾圓礦石能排出負能量或帶入正能量，由於它們不必遵循特定的方向，因此很適合用於水晶陣。

魔棒水晶：這些尖長或刻意造型的水晶能集中能量，並根據其尖端面對的方向來排出或帶入能量。在水晶陣中，它們常用於連接水晶來啟動能量網。

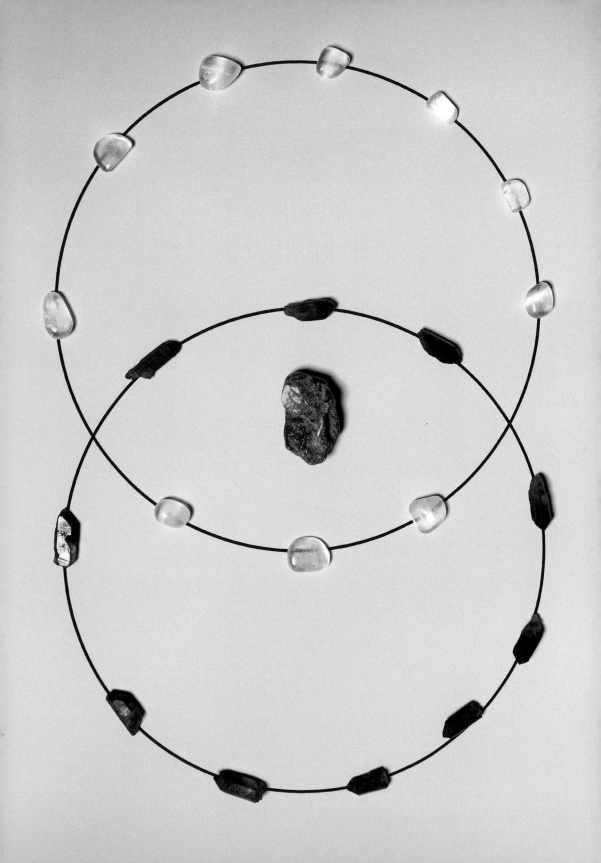

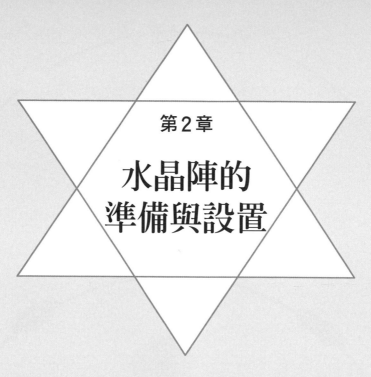

第 2 章

水晶陣的
準備與設置

水晶力量的關鍵是，為水晶陣找出正確的水晶組合。儘管這本書從頭到尾，我都在提供水晶陣配套的建議，但你完全不必受限於這些建議。你可以使用任何你覺得合適的水晶。在你蒐集的水晶中，很可能就有完全適用於你的意圖的水晶。本章將指導你，如何根據你的意圖來選擇正確的水晶，並詳細說明設置水晶陣的基本準則。最後，本章會告訴你如何在水晶陣的使用前後保養你的水晶。

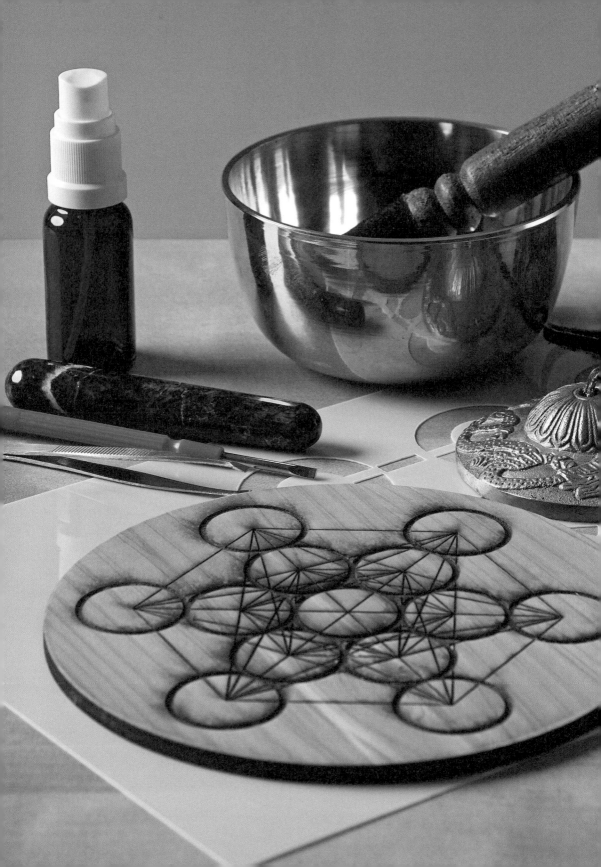

水晶的選擇

決定水晶力量的，不是其外表的美麗，而是它獨有的特質。

一開始，你可以先找出適合你的水晶陣目的的水晶。或許本書的某張照片引起你的注意，果真如此，那會是個不錯的開始。但接下來呢？還有，萬一你不知道什麼水晶適合你怎麼辦？此時，你可以集中意念想：「我現在會找出最適合我的水晶。」接著，讓你的手指在一籃子的水晶中遊走，或是將手放在一盆滾圓的礦石的上方移動，然後會有幾個水晶「黏」在你的手指上，或者你會感覺有一些水晶的形狀和能量是適合你的，這就是直覺的方法。運動直覺法就是去探示（dowse），因爲你的身心早已知道答案。

如果相較於直覺，你比較喜歡理性的邏輯方法，那麼你可以翻閱那些關於顏色、形狀和特定的水晶陣，如何造就水晶的能量的資料。查一下水晶的參考書籍，找出那些符合你的目的的水晶。

找到水晶時，花一點時間感受一下。將它放在手中，以你的生命核心去感受它的頻率。倘若它的頻率跟你的頻率是一致的，你會感覺平靜祥和；反之，你會開始感覺想嘔吐或心煩意亂。如果是後者，你可以再選擇其他的水晶，因爲你手中拿的水晶此時並不適合你。這可能也表示，你必須做某些內在的功課，如果是這樣，那麼就掃瞄一下個人的水晶陣。

倘若你的水晶有一個尖端，那麼讓它指向與能量在水晶陣周圍流動的同一個方向。水晶指向內，是引入能量，指向外，是排出能量。

無論你在何處找到合適的水晶，使用前務必要先淨化及加持它們。

同理的傷痕與自癒的水晶

用於水晶陣的水晶不必完美無瑕。事實上，有缺角的水晶柱或外觀畸形的水晶可能會特別有效。因為它們對創傷和痛苦感同身受，因此會將慈愛的療癒特質發揮在水晶陣中。「自癒」的水晶展現自身的裂痕，它們隨著時間而療癒，因為水晶會不斷成長，這一類的水晶特別適合用於療癒的水晶陣。

水晶的保養

水晶會不斷的挑選能量並將它散發出去，尤其是當水晶陣放置很長的一段時間。但這也意謂著，你的水晶必須經常淨化。水晶陣永遠要以「清淨」的水晶爲開始。在水晶陣運作的過程中，要持續淨化及加持它，否則隨著水晶陣的動能慢慢消失（尤其當它是用來轉化負能量時），它會開始發出有害的而非有益的能量。

水晶要多久淨化一次，取決於水晶陣的目的和它所吸收或散發的能量強度。舉例來說，比起吸引豐盛、愛情等的水晶陣，保護和淨化用的水晶陣必須更常淨化。不過說到底，除了經常淨化外，關於淨化的時間點並無硬性的規定。因此只要水晶開始看起來「沒有精神」、水晶陣不再有效運作，就必須淨化和加持它們。你可以把手放在水晶陣的上方，你就會知道它們的能量是明亮活躍的，還是運作遲緩需要重新啓動。水晶陣撤除時，水晶也需要淨化。

初始的水晶淨化

「西藏頌缽、銅鈴（tingshaws）、鑼或音叉，具有純淨的振動頻率，可以用來淨化及修復所有的水晶。如果使用的是頌缽，可以一次放多顆水晶。需注意的是，水晶可以鋪滿缽的底部，但以不影響缽的振動爲限。銅鈴和鑼可以一次在多個水晶的上方敲擊，但音叉只能一次用在一個水晶上。無論你使用的是哪一種淨化工具，都要仔細聆聽。當淨化和加持完成時，你會聽見淨化工具的聲音是乾淨又明亮的。」

—— 泰芮・塞萊思特（Terrie Celest）
www.astrologywise.co.uk

小提示：

煙薰淨化水晶：點燃一根或一束薰香，把水晶拿到煙中薰一下，確保水晶的每一面都薰到煙。

如果你的水晶是很堅固的，也就是說，除非它們是有層次、脆弱、可溶解或主體上還有微小的水晶，否則你可以用流動的水淨化它們，然後將它們放在日光或月光下加持。如果它們不是很堅固，你可以把它們放在糙米裡一個晚上，用茅香（sweetgrass）或薰香煙薰，或用頌缽或銅鈴來淨化，接著將它們放在陽光下或水晶上加持。如果水晶陣是埋在地下，那麼在覆蓋之前，將它的拱頂石浸在Petaltone Z14精華液中，因其淨化效果可持續數個月之久。要不然，就是讓其中一顆水晶露出地面，使它能經常接受噴劑的淨化。

當水晶陣設置好，每一週或每當感覺能量減少或停滯時，就用水晶淨化劑和加持精華液輕輕的噴它。

加持你的水晶

將水晶放在日光或月光下幾個小時，或用加持精華液來加持它。把水晶放在諸如光玉髓（Carlenian）或石英之類能提供能量的大塊水晶上，也能加持你的水晶陣（如此一來，你可能必須把水晶移開一下）。如果水晶陣是埋在地下，那麼就讓其中一顆水晶露出地面來接受陽光，或是在淨化時，順便用加持精華液噴一下。

水晶陣的淨化和加持精華液

現成的水晶淨化精華液噴劑能淨化水晶，它對設置好的水晶陣來說特別好用，因為你不必再移動那些水晶。你也可以自己製作淨化和加持的噴劑，在水晶陣關閉而水晶撤除之後，這種精華液也可用來關閉空間。不過，這並非現成的噴劑通常的用途。

水晶淨化和加持噴劑

製作你自己的水晶淨化和加持噴劑，你需要：

淨化用

- 黑碧璽（Black Tourmaline）
- 藍晶石或黑色藍晶石
- 赤鐵礦（Hematite）
- 次石墨
- 煙晶

加持用

- 彩虹水晶™（Anandalite™）
- 光玉髓
- 黃金療癒者水晶（Golden Healer Quartz）
- 黃水晶
- 橙色藍晶石

- 石英
- 紅碧玉
- 透石膏（使用滾圓的）

工具

- 小玻璃碗
- 泉水
- 小玻璃瓶
- 漏斗
- 噴霧瓶
- 乳香、薰衣草、鼠尾草或諸如此類的精油
- 伏特加或白蘭姆酒

說明

1. 從淨化用的水晶清單中，挑選一個或兩個水晶，另外也從加持用的水晶清單中，挑選一個或兩個水晶。要確保這些水晶已完全被淨化。

2. 將它們握在手中一會兒，祈請它們淨化水晶陣、水晶和你的空間。

3. 把水晶放在玻璃碗裡，倒入泉水滿過它們（使用來自乾淨水源的新鮮泉水，避免使用自來水，除非只有自來水可用。若使用的是自來水，則要加入未經加工的次石墨）。

4. 將玻璃碗放置在陽光下幾個鐘頭。必要時可加蓋。

5. 取出水晶，並用漏斗將玻璃碗裡的水裝入玻璃瓶裡，裝三分之一滿即可。

6. 加入幾滴乳香、鼠尾草或薰衣草之類的精油，然後再倒入伏特加或白蘭姆酒裝到滿，它們能有助於保存，如此便完成精華母液的製作。

7. 在玻璃瓶身貼上製作日期及成分，它可以立即使用，或放在陰涼的地方保存幾個月。

8. 噴霧瓶裝入泉水，加入七滴精華母液。貼上標籤注明。

9. 從上方噴水晶陣，讓水霧輕輕地覆蓋所有的水晶。

設置你的水晶陣

基本的水晶陣配套

　　如果你手頭上有一些已經淨化、要用於水晶陣的水晶，就可以立刻動手做。選六顆（或你的水晶陣所需要的顆數）大小相同的水晶，以及一顆較大的水晶作為拱頂石。用多樣的水晶是最好的，但種類不要太多，三種或四種就足夠了。從以下的清單中，選出與你產生共鳴的水晶。

穩固與固定用的水晶：薩滿魔石（Boji Stones）、燧石、花崗石、赤鐵礦、黑曜石、木化石（Petrified Wood）、煙晶、棕色光玉髓、多色碧玉、矽化陶石（Mookaite Jasper）、圖畫碧玉。

保護作用的水晶：琥珀、紫水晶、阿帕契之淚（Apache Tear）、黑碧璽、綠色東菱玉、閃靈鑽（Herkimer Diamond）、拉長石、鋰雲母、次石墨、煙晶、棕色光玉髓、多色碧玉、矽化陶石、瓷碧玉。

淨化作用的水晶：紫水晶、阿帕契之淚、方解石、綠泥石英（Chlorite Quartz）、燧石、岩鹽、黑曜石、石英、透石膏、次石墨、煙晶。

激發能量的水晶：光玉髓、黃水晶、閃靈鑽、列穆尼亞種子（Lemurian Seed）、石英、紅碧玉、帝王玉（Imperial Topaz）、太陽石、紅寶石、石榴石。

吸引豐盛的水晶：光玉髓、黃水晶、金砂石、翡翠、虎眼石、拓帕石（Topaz）。

個人療癒的水晶：血石、治療天使石（Quantum Quattro Silica）、成為之石（淡鹼花崗斑岩／軟碲銅礦）、祖母綠、次石墨、黃金療癒者。

環境療癒的水晶：霰石（Aragonite）、星雲碧玉（Kambaba Jasper）、木化石、硼鈹鋁鉋石（Rhodozite）、粉晶、次石墨、煙晶。

高頻率、帶來光明的水晶：彩虹水晶™（極光水晶）、凱爾特石英（Celtic Quartz）、列穆尼亞種子、捷克隕石（Moldavite）、透鋰長石（Petalite）、矽鈹石（Phenacite）、透

石膏、三角水晶（Trigonic Quartz）。

促進直覺的水晶：魚眼石（Apophy-llite）、石青（Azurite）、倍長石（Bytownite）、閃靈鑽、藍色或綠色藍晶石、拉長石、青金石、海紋石（Larimar）、白水晶、菱形透石膏、透石膏、橘色光環水晶。

水晶的大小重要嗎？

一點也不重要。再強調一次，最大的水晶和最美的水晶並不代表最有力量。如果水晶是要固定放在某處讓它們被看見，那麼使用大的水晶是合理的，但是在水晶陣中，小一點或粗碎的水晶一樣可以有效運作。因為所有同類的水晶會被某個東西連結起來。英國的水晶專家麥可·伊斯特伍德（Michael Eastwood）稱這個東西為「水晶之靈」（the crystal oversouls）。水晶之靈其實是一個意識的統一場，它會將同一類水晶的個體互相連結起來，不論它們位於何處。事實上，即使是小一點的水晶，它們的力量也是來自於同類的整體。如果你想要的話，也可以在使用之前在大的水晶上面放置小的水晶，來加強它們與整體力量的連結。不過，這其實完全沒必要。

探示你的水晶

探示的技巧並不難學，這技巧不僅有助於你選擇水晶，同時也能幫助你選出合適的水晶陣來達成你的目的，以及找出水晶陣放在何處最為合適。你可以使用靈擺或用手指探示，全依你個人的喜好而定。沒有哪一個方式是比另一個「更好」，因為這是個人的喜好以及哪個方式有效的問題。這些方式全都會用到直覺的身心連結的能力，來與精微的頻率協調一致，以及影響你的手。專注的心、對方法的信任和清楚的目的，將有效的幫助你探示。

靈擺探示

　　如果你對靈擺探示很熟悉，那麼就用你平常的方式使用它。就算你不熟悉靈擺探示，它其實也是很容易學會的技巧。它可以幫助你排列水晶陣的水晶、找出水晶陣的設置位置、決定水晶陣該放多久，以及水晶陣是否需要偶爾修改一下。靈擺探示特別適用於大型的戶外水晶陣或放在地圖上的水晶。

　　靈擺探示的作法是：

1. 用你最順手的那隻手的拇指和食指拿著靈擺，而靈擺鍊的長度大約是你的中指尖至手腕的長度，你很快就會找到感覺最舒適的長度。

2. 將多餘的靈擺鍊繞在手指上，以免它妨礙你探示。手臂緊靠身體，彎起手肘，手與上手臂呈九十度角。

3. 確立「是」和「否」。有些人是以靈擺往某個方向擺動為「是」，而與該方向軸垂直的方向擺動為「否」，有些人則是以前後擺動和繞圓圈來定義「是」和「否」。

4. 如果靈擺「搖擺不定」，就表示「或許」或此時並不適合探示。這時候你可以問，現在是否適合探示？如果答案是肯定的，那就看看你是否問對問題。如果靈擺完全靜止不動，那就表示現在不適合探示。

5. 為了明白靈擺的回答方式，你可以把靈擺拿到你的膝蓋上方，接著問：「我的名字是（說你的名字）嗎？」此時靈擺擺動的方向就代表「是」；然後問：「我的名字是（說錯誤的名字）嗎？」此時靈擺擺動的方向就代表「否」。或者，你也可以將靈擺往某個方向擺動幾次，同時說：「這是『是』。」來設定靈擺的回答方式。「否」也是以這種方式來設定。

　　用你最順手的那隻手拿著靈擺，然後用指頭緩慢的逐項指著水晶陣的水晶建議清單，注意看你得到的回答是「是」還是「否」。你也可以把靈擺拿到本書、其他水晶書籍，或水晶店的水晶圖示的上方來探示，看看整個水晶清單中，哪一個水晶的「是」最為強烈。畢竟合適的水晶可能不只一種，或許你也可能需要使用多種水晶的組合。另一種作法是，從你挑選出來的水晶，一個個的去碰觸它們，同時注意靈擺所顯示的結果。

　　你的靈擺可以精確的指出水晶擺放的位置，尤其是做大型的戶外水晶陣。不過，水晶有時候也有它自己的想法，並且會稍微破壞整齊的不斷改變它在水晶陣中的位置。當這種情況發生，就讓水晶自己搞定吧！這將為

新的可能性打開展現的空間。

　　靈擺也可用來確定你的水晶陣應該放多久。有些水晶陣只需要放置一、兩分鐘，便可撤除或用新的水晶重新布置。首先，詢問放置時間的單位是分鐘、小時、天、週或月。知道時間單位後，再問：「是一分鐘（或小時、天、週、月）、兩分鐘（或小時、天、週、月）？」依此類推，直到時間的長度確定為止。

手指探示

　　手指探示回答「是或否」的問題速度非常快，並且一點也不含糊，同時它也不像使用靈擺那樣容易引人側目。這種探示方法對運動直覺型的人（其身體會對微細的感受產生直覺的反應）來說特別管用，而這種方法人人都可學會。手指探示的作法是：

1. 右手的拇指和食指捻成圈。
2. 左手的拇指和食指套入右手的圈，形成兩個圈扣在一起的「指鏈」。
3. 清楚而不含糊的問，這是否是符合你的目的的最佳及最合適的水晶？你可以大聲的說出來，也可以在心裡默問。
4. 溫和但牢牢的扯這個指鏈。如果指鏈扯開了，表示答案是「否」，反之，則為「是」。

　　至於詢問水晶必須放多久的問題，手指探示的方法稍微有點不同。首先，詢問放置時間的單位是分鐘、小時、天、週或月。知道時間單位後，十指交扣並請它們在正確答案出現時讓手指能被扯開，然後鬆開手指。接著問：「是一分鐘（或小時、天、週、月）、兩分鐘（或小時、天、週、月）？」依此類推，直到時間的長度確定為止。

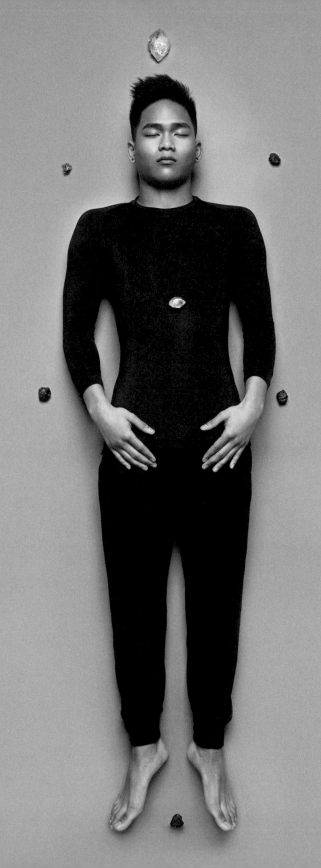

用意圖加持水晶

要啓動水晶並注入你的意圖，只要將淨化過的水晶拿在手上，把精神集中在它們上面，然後大聲說：

「我將這些水晶獻給萬物的最高利益，現在請啓動它們的力量來與我專注的意圖和諧運作。也願水晶陣設置好後，它將_____（說出你設置水晶陣的目的），以及在最高的層次上合適的其他一切。」

記得在設置水晶陣時，要再說一次你設置水晶陣的目的。

選擇水晶陣的位置

水晶陣的位置必須配合你的目的與它擺放的時間。設置在身體上或身體周圍的水晶陣是有限的（雖然水晶陣可以設置在床下或床的周圍），但它的能量的效果會持續下去。小的水晶陣可以留在家裡或工作場所。如果不會受到干擾並且淨化也不成問題的話，大一點的水晶陣可以固定放在一個地方。總之，要在不受干擾的空間中選擇一個合適的位置。

治療的挑戰

有時候使用水晶陣會出現治療的挑戰，亦即有一段時間你的症狀或狀

水晶陣可設置在下列的地方：

身體上或身體的周圍

家裡或工作場所

周圍的環境

埋在地下

照片上

地圖上

況開始惡化。若這種情形是發生在你正在排列水晶陣，或躺在水晶陣裡的時候，請立刻起身離開，並且手握諸如黑碧璽、次石墨、煙晶、燧石，或赤鐵礦之類具有解毒和重新穩定作用的水晶。放一顆擺在你的腳前面，直到整個情況穩定下來。在你重新進入或回去排列水晶陣之前，先用你的直覺或探示的方式來檢查一下，是否有哪些水晶需要移除或更換。當你重新進入水晶陣，放一顆穩固和解毒的水晶在你的腳前。如果水晶陣是設置在周圍的環境（包括屋內房間的小水晶陣），就用同一種水晶將水晶陣圍成一個圓圈，或用解毒的水晶來暫時代替拱頂石或固定石。當情況穩定下來，檢查一下正確的水晶是否都就定

位。將所有完成任務的水晶更換掉。

選擇水晶陣範本

水晶陣的陣形要配合你的目的和放置的場所。如果你是新手，就先從一個基本形狀或特定目的的水晶陣範本開始。當你越來越熟悉水晶陣的能量，你就可以選擇更複雜的或你自創的陣形。如果某個水晶陣很吸引你，請立刻修改或擴充。如同你即將看見的，本書後續的幾個特別的水晶陣，其實只是某個基本範本的變化。不過要記住一點，水晶陣並不是越複雜就越有效。

水晶陣的方位

水晶陣對準羅盤上的磁力點，能引入方位的力量來幫助它運作。例如，由北向南排列的水晶陣，可以讓能量的流動更加順暢。你也可以將水晶陣對準太陽或月亮升起的方向，不過它的方位一整年都有變化。對準太陽的水晶陣具有活躍和創始的性質；對準月亮的水晶陣，則有滋養和促進創始的特性。此外，你也可以按照薩滿關於方位的傳統說法來排列水晶陣：

北方：知識、重建、消弭不和。
南方：淨化、流動、啟動。

東方：構思（或懷孕）、消除紛爭、激發新計畫。
西方：放下、清淨、成長、更新、重生。
上方：宇宙能量和光明、激發能量、神聖的陽性。
下方：接地（earthing）、穩固、滋養、神聖的陰性。

拱頂石

身為力量之點的拱頂石，能集中及放大水晶陣，它通常是放在水晶陣的中央，象徵生命之源。拱頂石將宇宙的生命力（氣）傳送到水晶陣，接著再由水晶陣放大它的能量。各式各樣的石英最適合用來當作拱頂石，因為它們會不斷的轉化、產生、放大和散發能量。

固定石

固定石將水晶陣的能量，牢牢的固定、聚集在一起。它們可以放在水晶陣的邊緣外，也可以放在水晶陣的架構裡。燧石、霰石、煙晶或花崗石之類的礦石，是非常好的固定石。燧石、黑碧璽和次石墨，能將淨化或高頻率的水晶陣固定住，並透過多個維度將轉化的能量傳送到地球本身。

外護

外護（perimeter）可以防止水晶陣的能量受到干擾或中斷。外護並非水晶陣不可或缺的一部分，但有些情況確實是必要的（外護對於保存能量和結界用的水晶陣可能很重要，例如保護空間、淨化家中的電磁場、創造安全的空間或迎請高等的存在等）。石英、黑碧璽或次石墨最適合用來作為外護，它們能將水晶陣與日常生活的現實穩固的結合在一起。三斜晶系的水晶（例如藍晶石、拉長石）或斜方晶系的水晶（例如霰石），有很好的結界效果，而透石膏則能創造光的外圍保護。

設置水晶陣

1. 挑選位置。
2. 選擇你不會受到打擾的時間和地點。
3. 淨化預定設置水晶陣的空間。
4. 選擇適合你的水晶陣的背景和顏色。
5. 將你的水晶集中在一起，並澈底予以淨化。
6. 把它們拿在手中，並說出你設置水晶陣的目的。說的內容要具體又精確，例如：「請保護我和我的空間。」
7. 標出你的範本或利用本書的例子作為指導。記得要擺好水晶陣的方位。如果你的水晶陣是要引入能量或提供保護，就先放最外面的水晶，若你的水晶陣是要散發能量，就先放拱頂石。
8. 檢查水晶是否排列妥當。不過要注意，如果有水晶不斷的變動它的位置，這可能是要打開水晶陣的某個未知的潛能，而不是讓它受限於你眼前的目的。若發生這種情況，就讓水晶停留在它想待的地方。
9. 用你的心念或魔棒水晶的力量，連接所有的點來啟動水晶陣。
10. 必要時，可加入外護或固定石。

小提示：

用小鑷子來處理小顆水晶，能更精確的將水晶放在正確的位置。

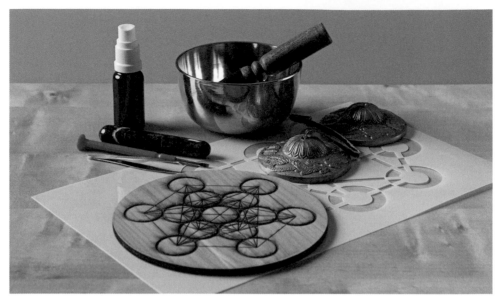

1. 準備好設置和淨化水晶陣的工具。小鑷子和一字螺絲起子有助於水晶的排列。

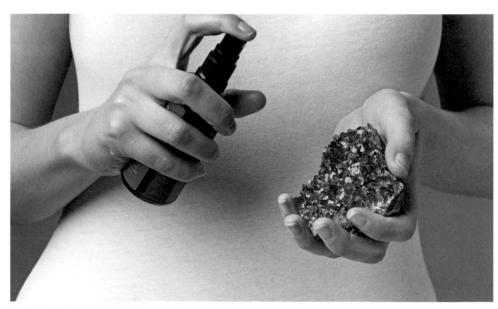

2. 使用前先將水晶澈底淨化。

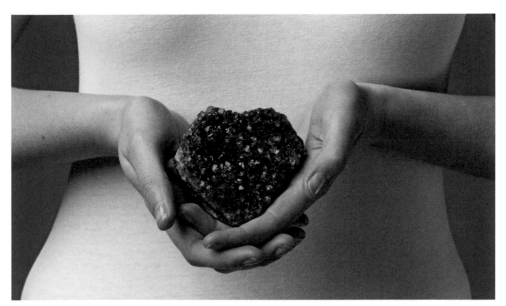

3. 手中拿著水晶，說出你設置水晶陣的目的。

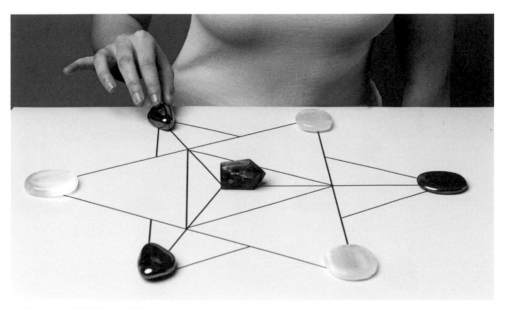

4. 將主要的水晶放在水晶陣中。

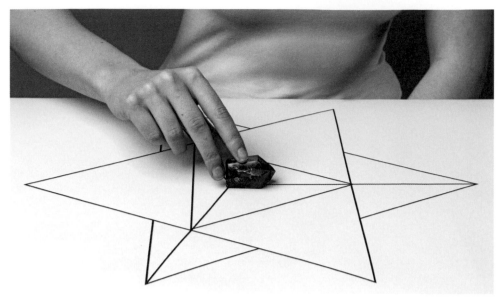

5. 如果你的水晶陣是要散發能量,就先將拱頂石放在水晶陣的中央。

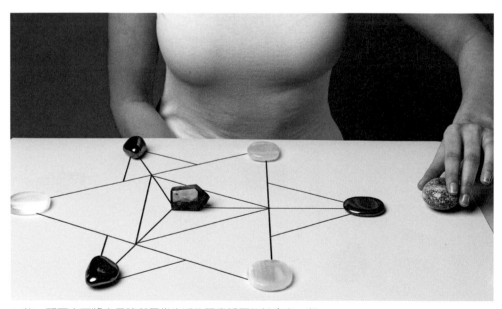

6. 放一顆固定石將水晶陣與日常生活的現實穩固的結合在一起。

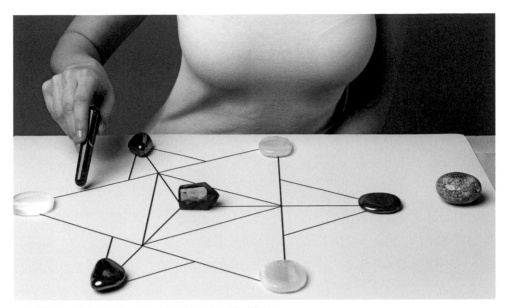

7. 用魔棒水晶或心念的力量將水晶陣的水晶連接起來。

啟動水晶陣

水晶陣設置好就可以啟動了。用魔棒水晶或心念的力量，將所有的水晶（包括拱頂石）連接起來。如果水晶陣的水晶之間沒有連接線，那麼就將魔棒水晶（或你的心念）放進水晶陣的中心點，然後再拿出來，依序碰觸每一顆水晶將能量組織起來。最後，將魔棒水晶放在拱頂石上，並再次說出你設置水晶陣的目的。

讓水晶陣保持活躍

定期檢查一下你的水晶陣（但別做過頭了）。至於多久檢查一次，要依水晶陣的目的而定。有些水晶陣必須天天檢查，例如保護或轉化用的水晶陣，而戶外的水晶陣或吸引豐盛的水晶陣，則可以快快樂樂的一整個星期都不必理會它們。要保持水晶陣的活躍，你可以重說一次你設置水晶陣的目的，必要時淨化一下水晶，如果需要的話，也可移走或增加水晶，不過別太常干涉你的水晶陣，否則它將無法好好的運作。

撤除水晶陣

一旦水晶陣達成它的目的，便可將它撤除。留下已經啟動的水晶或水晶陣的痕跡，特別是當你繼續設置其他的水晶陣時，會造成能量的雜音。關閉水晶陣的作法是，在水晶陣撤除之後澈底淨化那些水晶（深色或煙晶之類的轉化用水晶，若它們的運作一直不很順暢，可將它們埋在地下一小段時間，或放在生糙米中一個晚上），然後手中拿著水晶說：

「感謝這些水晶的運作，但現在已經不需要了。現在請關閉這個力量，直到我再次啟動它。」

將這些水晶放在日光或月光下幾個小時或一個晚上，然後將它們收進盒子或抽屜裡。這個作法能有效的讓水晶「休眠」，直到它們下次再度被使用。

用淨化和加持的精華液噴一下之前設置水晶陣的空間。有些水晶陣在撤除之後，還會久久留下極強大的多層次能量痕跡。雖然用於一般目的的水晶陣（例如祈求和平寧靜或提供支持等），可以讓它們的能量痕跡自行消失，但如果是用來緩解或轉化某種特殊狀況的水晶，而現在的狀況已經解除，那麼就必須做特定的能量解構。特別是當你使用的是高頻率的水晶時，這種能量的解構尤為必要。

聲音是關閉這種能量痕跡的最佳利器。你可以使用鼓、西藏頌缽、音叉或銅鈴在該空間的上方敲擊，從而在所有的層次上完整的關閉水晶陣。

此外，你也可以選擇使用鼠尾草或茅香來薰那個空間。

客製化的水晶陣

一旦了解水晶陣的基本流程和能量的協調，你便可以進一步創造自己的水晶陣。這些水晶陣不必是複雜的。舉例來說，一個心形的水晶陣就可以為你帶來愛，或者將愛散播到全世界。客製化的水晶陣，也可以用來傳送療癒的能量給某個人或某個地方。或者，你可能看到某個形狀覺得很喜歡，就想做一個那樣的水晶陣。你可以在心中構想那個水晶陣，或透過探示的方式決定水晶擺放的位置，然後按照步驟設置你的水晶陣。

雖然有點老掉牙，但這是療癒人心
和吸引愛的水晶陣的完美基本形。

第 3 章

基本水晶陣

這一章介紹的水晶陣都是簡單的，通常只需要少量的水晶。話雖如此，它們的力量可不容小覷。如同你即將看到的，有些基本的水晶陣可以延伸成更複雜但效果同樣強大的形式。

在大多數的情況下，水晶陣並沒有固定的水晶數目或設置方式。水晶陣的水晶數目會依它們的大小和性質而有所不同，設置的方式也必須符合你的目的和水晶之間的排列。用你的直覺或探示的方式找出合適的水晶種類和數目，以及決定哪一種水晶陣最符合你的目的。有時候水晶會故意排列不一致，來為新事物的出現創造空間。水晶陣可能必須在能量網中有些許的不完美，才能讓改變發生及打開可能性。要是水晶陣一直都是精確

不變，結果也將永遠一樣。而些許的「瑕疵」可以啟動水晶陣的潛能，從而達成我在說出意圖時會加上去的那句話：「請如我所願或給我更好的。」事實上，水晶是一種具有智慧和智能的存在，它們能比人類看得更遠。我的了解是，如果水晶陣的水晶不斷的改變它的位置，那就代表它在告訴你：「我現在必須在這兒。」如果水晶掉落在地上，它可能是在說：「選另一顆水晶吧。」你要做的是聽從水晶的話，而不是依循規則。你越是使用水晶和水晶陣，你的技巧就會越來越好，而且很快就能感受到水晶的能量效果，並且能直覺的知道水晶陣需要什麼東西。最後，記得永遠要用已經淨化和獻祝過的水晶來設置水晶陣。

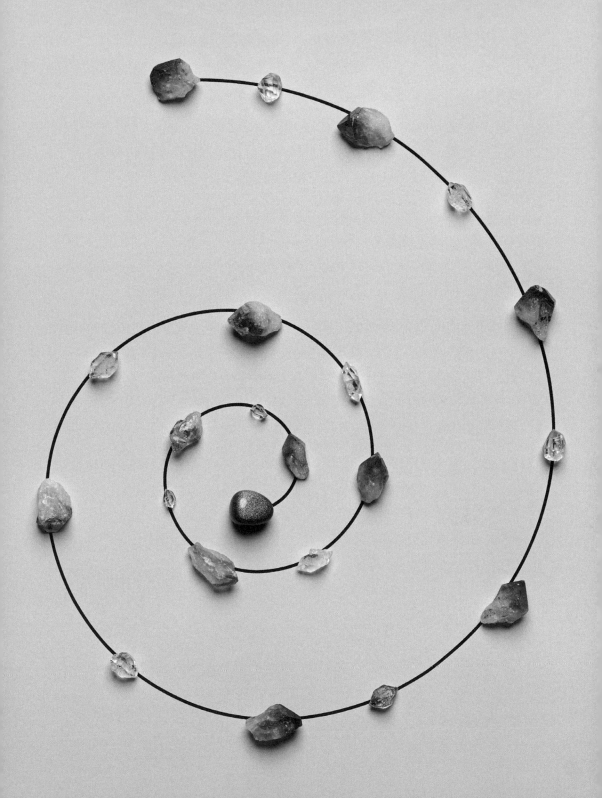

魚形橢圓

創造與顯化

　　魚形橢圓（Vesica Piscis）是一個神祕的連接物，它是那了解到自身並化為形式的意識。魚形橢圓水晶陣代表合一與共同點，但這個形狀也代表分離為組成的元件。它是生命之始，因此呈現為創造和顯化的球狀。

形狀構成：魚形橢圓由兩個相同半徑的圓相交而成，兩個圓的圓周都會碰觸到對方的圓心。圓是最簡單，同時也是最深奧的形狀，因為它既無起點也無終點，包含了所有的可能性。它是合一的終極表達，但是把魚形橢圓的圓交疊起來，它可以創造出三角形、正方形、六星形、生命種子和生命之花。

用途：正擺的魚形橢圓是降低能量，側擺的是整合或創造能量。作為合一與和諧象徵的魚形橢圓，是連接靈性與物質的橋梁。它融合了理性、直覺和感性，或融合了過去、現在和未來。魚形橢圓水晶陣最適合用於構思（或懷孕）、合作、解決衝突及發現共同點，它特別有助於展開新的冒險，在水晶陣的中央放一顆拱頂石來象徵你的目標。

設置時機：春天最為理想。要展開新的冒險時，在新月的日子設置魚形橢圓水晶陣，若要解決衝突或整合相反的力量，則滿月的日子是最合適的。但如果遇到危機，這個水晶陣也可以隨時設置。

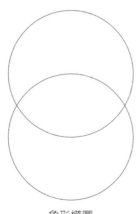

魚形橢圓

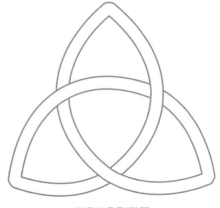

連續的魚形橢圓

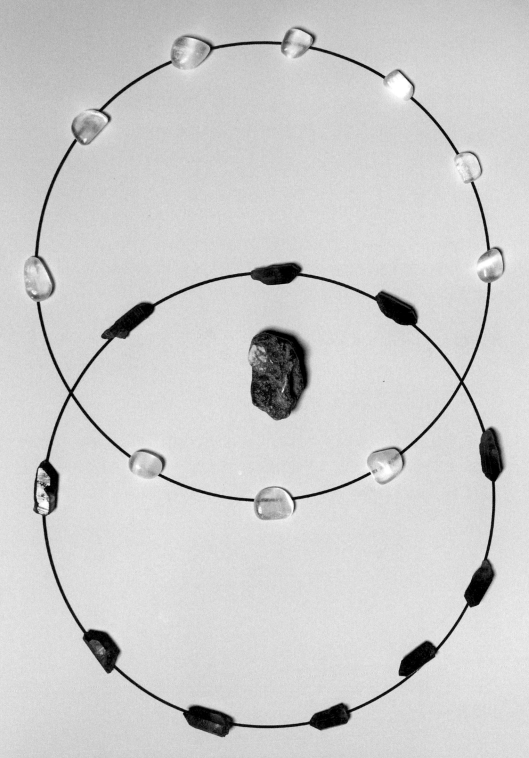

一圈淨化能量的煙晶和一圈注入光明的透石膏，構成一個魚形橢圓水晶陣。
而拱頂石暴風眼碧玉（Eye of the Storm）則讓空間保持平靜與純淨。

你需要：

- 足夠的水晶來排列兩個圓。
- 拱頂石。

水晶陣設置步驟：

1. 手中拿著水晶，說出你設置水晶陣的目的。
2. 先製作左邊或下方的圓，小心的將水晶排成圓圈。
3. 製作右邊或上方的圓。
4. 將拱頂石放在中央，再次說出你設置水晶陣的目的。
5. 用心念的力量或魔棒水晶，將兩個圓圈連接起來。
6. 當你準備好，即可撤除水晶陣。

連續的魚形橢圓水晶陣

　　將水晶從上方的頂點往下排列，並在水晶陣的中央放一顆拱頂石，在下方的角落放上固定石來穩固住能量。

水晶陣配套建議：左邊或下方的圓使用穩固和固定用的水晶，右邊或上方的圓使用帶來光明的高頻率水晶。促進構思或生育力，則可使用暴風眼碧玉（又名茉蒂碧玉，Judy's Jasper）、粉晶、煙晶或矽乳石（Menalite）。

小提示：

排列水晶時，不論是交替不同類型的水晶或排列每個圓圈，都要在中央的位置放一顆拱頂石。

雙扭線

穩固與統一

　　雙扭線（Lemniscate）是無限、完整和圓滿的象徵。兩個迴圈也反映著對立的平衡，男和女、日和夜、黑暗和光明。這個象徵也代表永恆運動及能量與物質的互動（亦即它們的不可破壞性和轉化的潛能）。「無限」（infinity）一詞源自於拉丁文的 *infinitas*，意思是「沒有界限」。這個水晶陣確實可以毫無界限的擴展能量。

形狀構成：雙扭線是在同一個平面上連續畫出兩個圓而構成的 8 字形，它是順時鐘方向與反時鐘方向的「不斷交替」，而中間有一個平衡點。上下的雙扭線是將能量集中於中心點，左右的雙扭線則是創造持續性的能量流。

用途：雙扭線是極佳的再平衡陣式，尤其適合設置在身體上或身體的周圍。這個水晶陣可以淨化那些釋放掉有害能量後的空間，並且注入光明。當兩個分離的部分需要合一時，就可以使用雙扭線水晶陣。因為無限包含了所有聚集於「當下」的時間（過去、現在和未來）。雙扭線水晶陣將你的意圖在當下化為現實。下方的迴圈使用淨化用的水晶，上方的迴圈使用帶來光明的水晶。要促進或舒緩免疫力，則可將雙扭線水晶陣擺設在心種輪（heart seed）、心輪和高等心輪之上。

設置時機：沒有特定的時間。

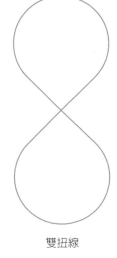

雙扭線

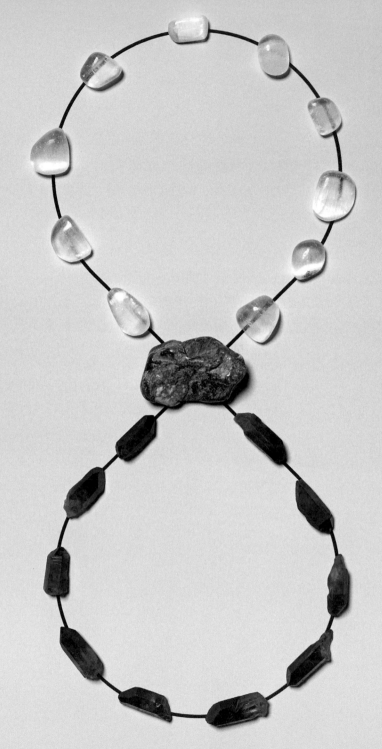

上方是透石膏、下方是煙晶的雙扭線水晶陣。
中間連結兩個迴圈的暴風眼碧玉（茉蒂碧玉）除了作為拱頂石外，同時也是穩定用的固定石。

你需要：

- 足夠排列成迴圈的用於淨化和帶來光明的水晶。
- 放在中心交叉點的合適拱頂石。
- 若是要擺設在身體上或身體的周圍，則需要一顆穩定用的固定石。

水晶陣設置步驟：

1. 手中拿著水晶，說出你設置水晶陣的目的。
2. 若水晶陣是要擺設在你的身體周圍，就請一個助手來幫你排列水晶。
3. 拱頂石可以放在肚臍上或水晶陣的中央。
4. 下方的迴圈使用淨化和穩固用的水晶。
5. 上方的迴圈使用激發能量和帶來光明的水晶。
6. 用心念的力量或魔棒水晶，將水晶陣的水晶連接起來。
7. 當你準備好，即可撤除水晶陣。

水晶陣配套建議：左邊或下方的圓使用穩固和固定用的水晶，右邊或上方的圓使用帶來光明的高頻率水晶。可使用矽化陶石、瓷碧玉。

心輪水晶陣：上方的圓使用祖母綠或鉻雲母，下方的圓使用鋰雲母或紅寶石。

三角形

平靜、保護與顯化

　　三角形代表堅固、紮實、自身就完整的事物。三角形水晶陣不僅會保護在它裡頭的東西（使其成為有用的保護機制），同時也會將能量散發到整個空間並轉化能量。三角形水晶陣最適合用來撫平歧見和灌輸克服的力量，這種水晶陣可以無限的複製自己。

形狀構成： 三角形有三個邊和三個角，但它的形式有很多種。等邊三角形的三個邊長和角度都是相同的，等腰三角形有兩個相同的邊長和角度，不等邊三角形則是三個邊長和角度都各不相同。黃金三角形來自於黃金比例螺旋，其最短邊的兩端所延伸出來的兩個邊長和角度都是相同的。

用途： 三角形水晶陣最適合用於保護空間，它可以設置在任何不和諧或需要保護的地方，或是能量需要轉化之處。它能擴展到整個空間，因此特別適合小型和長期的水晶陣。三角形水晶陣能融合理性、直覺和感性；身體、心智和靈性；過去、現在和未來，以及思想、語言和行為。

設置時機： 必要時即可設置。在新月和滿月時重新加持和淨化。

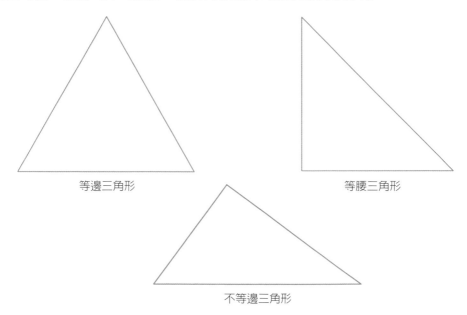

等邊三角形

等腰三角形

不等邊三角形

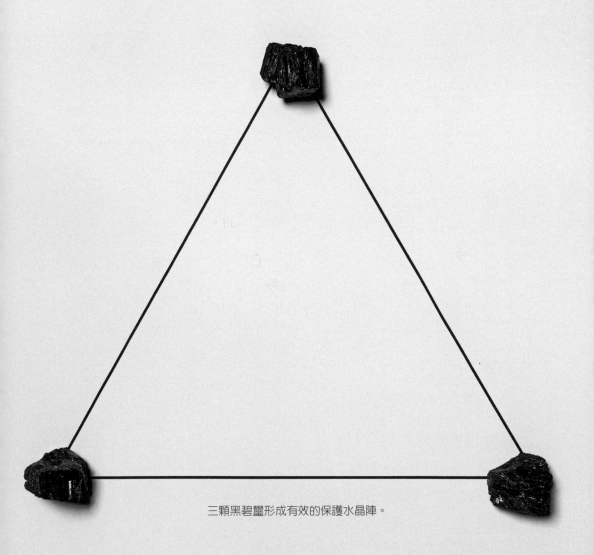

三顆黑碧璽形成有效的保護水晶陣。

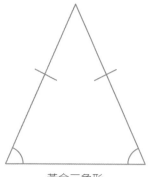

黃金三角形

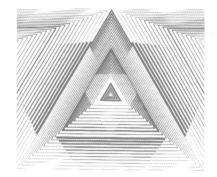

能量效果：在三角形水晶陣中，能量同時向內及向外建立和擴張而充滿整個空間，從而在該區域的周圍創造出保護的能量場。

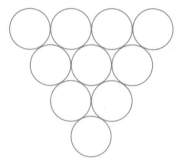

聖十三角形（Tetractys triangle）

你需要：

• 三顆同樣大小的合適水晶。

水晶陣設置步驟：

1. 手中拿著水晶，說出你設置水晶陣的目的。
2. 若要保護空間，則放一顆水晶在牆或邊界的中央，或是放在設置水晶陣之處的小空間，例如床邊的桌子上。
3. 在房間或空間的每個相對的角落放一顆水晶。
4. 用心念的力量或魔棒水晶將水晶連接起來。
5. 當你準備好，即可撤除水晶陣。

水晶陣配套建議：穩固、保護和固定用的水晶，帶來光明的高頻率水晶，次石墨、黑玉璽、光玉髓、矽化陶石、多色碧玉或透石膏。

五星形

豐盛與吸引

　　五星形能將諸神（原型的遍在力量）的助力，從「上界」引向「下界」，讓世間的計畫充滿創造和保護的力量。與迷信者所說的相反，五星形其實與黑暗面並沒有本然的連結。它朝上的角代表靈性，其他的四個角分別代表地、水、火、風，它們全都融合在這個形狀中。五星形也代表神聖的火花下降爲可感知的物質。

形狀構成：五星形是由連續而流暢的五筆畫（每個方向的筆畫都均勻對稱）所構成的五角星形。五個尖銳的「手臂」圍住中間的「子宮」，使中央形成一個防禦與保護的五角形。五星形可放置在一個圓圈裡來進一步增強它的保護力量。

用途：人們長久以來相信，五星形是抵禦邪惡的保護力的強大來源，其作用就像盾牌一樣保護著配戴者、房屋或環境，使它們遠離負能量。傳統上，人們也用它來吸引豐盛和繁榮。倒置的五星形也有助於深入的觀照自己，或轉化有害的物質。因爲它會將某種元素及其特性（例如水的淨化和重新加持的力量）引入到需要它的地方。

設置時機：沒有特定的時間。若你想吸引豐盛或展開新的計畫，就在春天或新月的日子設置水晶陣，想爲生命帶來新的活力，就在夏至設置水晶陣，想轉化有害的模式來展開新的周期，就在冬至設置水晶陣。

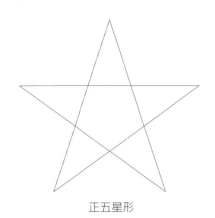

正五星形

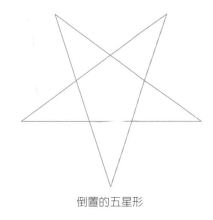

倒置的五星形

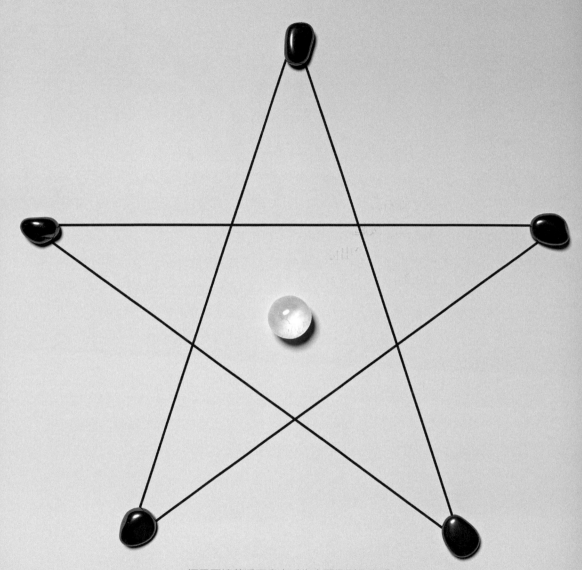

煙晶圍繞著透石膏來淨化空間及引入光明。

你需要：

- 五顆合適的水晶。
- 拱頂石。

水晶陣設置步驟：

1. 手中拿著水晶，說出你設置水晶陣的目的。
2. 第一顆水晶放在上方的頂點上。
3. 順著頂點斜線往下，在底部放第二顆水晶。
4. 從第二顆水晶的位置斜線往上，放置第三顆水晶。
5. 從第三顆水晶的位置直線往對面，放置第四顆水晶。
6. 從第四顆水晶的位置斜線往下，在底部放置第五顆水晶。
7. 用心念的力量將水晶連接起來，記得要回到起始點。
8. 將拱頂石放在中央，再次說出你設置水晶陣的目的。
9. 當你準備好，即可撤除水晶陣。

水晶陣配套建議：穩固、保護和固定用的水晶，淨化用的水晶，帶來光明的高頻率水晶，吸引豐盛的水晶。

六星形

保護與淨化

　　六星形是另一個古老的保護及統一相反力量的象徵，它在天與地的聯結點上，平衡了宇宙最初的情感能量——愛。它提醒我們，我們是靈性與大地的孩子。據說，六星形的六個尖角代表創造天地的六天，同時也代表神的六個屬性：力量、智慧、莊嚴、愛、仁慈和正義。

形狀構成：六星形是由兩個等邊三角形交疊而成，但它們可以延伸到充滿整個空間。單行六星形（unicursal hexagram）是一個筆畫一氣呵成的，特別適用於統一的水晶陣。

用途：六星形水晶陣平衡了內在和外在的需求及欲望。第一個三角形引下光明，然後將它固定住；第二個三角形淨化毒害，並穩固住能量。它是保護的極佳象徵。將需要協助的人的名字或照片放在中央的拱頂石之下，便可傳送保護的能量給他們。人坐在六星形裡也可清除紛亂不止的雜念，並且有助於改善失眠，尤其是用靈光水晶（Auralite 23）或紫水晶排列的水晶陣。

設置時機：沒有特定的時間。

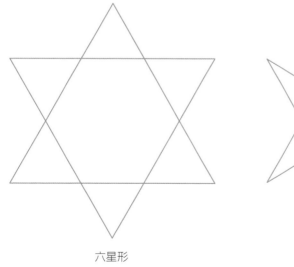

六星形

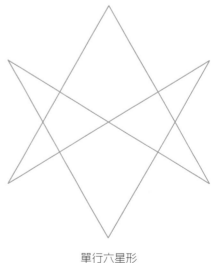

單行六星形

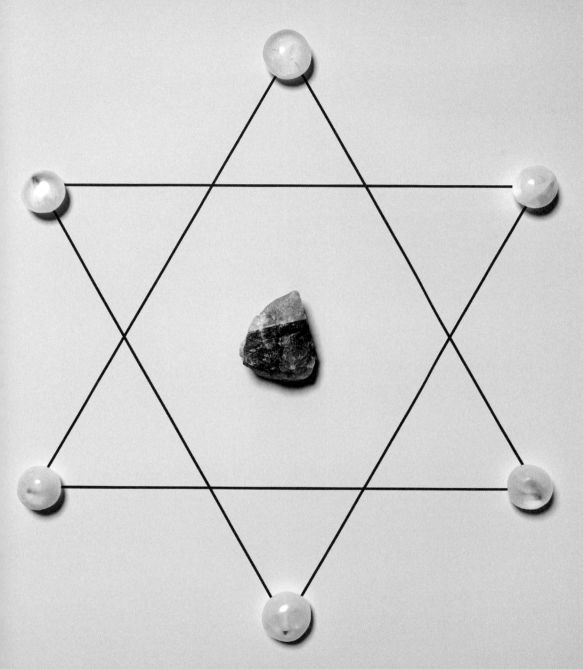

透石膏圍繞著一顆含有紫水晶的雪白石英，這個水晶陣能為左鄰右舍帶來光明和互相了解。

你需要：

- 三顆淨化用的水晶。
- 三顆帶來光明的水晶。
- 拱頂石。

水晶陣設置步驟：

1. 手中拿著水晶，說出你設置水晶陣的目的。

2. 排列第一個三角形，每個點都使用淨化用的水晶。

3. 把點連接起來，並用淨化精華液噴水晶陣，用探示的方式決定這個三角形的尖端要朝上或朝下）。

4. 用帶來光明的水晶排列第二個三角形，把它交疊在第一個三角形上。

5. 把點連接起來，從你放的第一顆水晶開始連接。

6. 在中央的位置放上拱頂石，再次說出你設置水晶陣的目的。當你準備好，即可撤除水晶陣。

水晶陣配套建議：尖端朝下的三角形，使用穩固、保護、固定或淨化用的水晶，尖端朝上的三角形使用高頻率、帶來光明或吸引豐盛的水晶。

正方形

平衡與鞏固

正方形水晶陣是最基本又最多用途的，它使意圖不動，並穩固住能量。它的形式很簡單，只要在房間或床的四個角落放一顆水晶就完成了。然而正方形水晶陣的力量並不僅止於它的邊際，它會創造一個能量的立體方塊，因此它可以作用於整棟建築物或其他特定的地點。作為保護的陣式，正方形水晶陣能加強能量，並予以平衡和鞏固。它同時也能驅走有害的能量，從而創造出泰然自若的安全空間。正方形水晶陣可藉由在方形之外放置固定石來加以擴大，因為固定石能長時間穩固住能量，特別適合用於整棟房子的保護。

形狀構成：正方形有四個相同的邊長和四個相同的角度，但它可以加以調整來符合空間的形狀，例如它可以往兩邊拉開而變成長方形，或加以傾斜而成為平行四邊形。要讓能量的效果變得顯著，並不需要正方形維持相同的邊長和角度。

用途：正方形的陣式能保護空間，使之遠離地場壓力（geopathic stress）或電磁的污染，它同時也能創造生活、工作或靜心的安全空間。倘若你有睡眠的問題，就在床的周圍設置一個正方形水晶陣，或在房間的周圍設置正方形水晶陣來使氛圍安靜下來，並減少噪音的水平，或者，你可以將它擺設在頭上或頭部的周圍，來讓自己的頭腦變得清明。正方形水晶陣也可用於需要加以限制的情況，或遏止失控的能量。此外，正方形也非常適合用於校準目標和建立社群。

設置時機：沒有特定的時間。

正方形

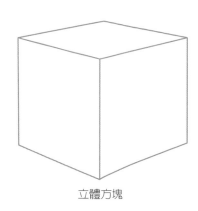

立體方塊

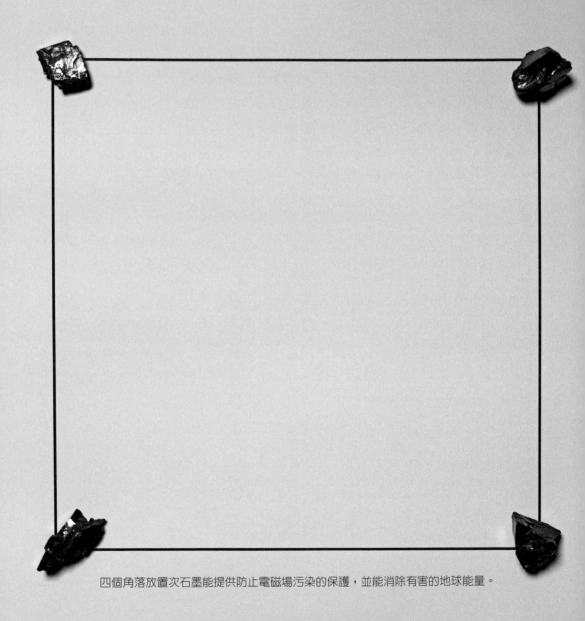

四個角落放置次石墨能提供防止電磁場污染的保護，並能消除有害的地球能量。

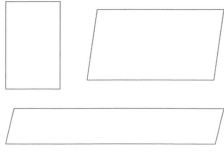

長方形和平行四邊形

你需要：

- 四顆相同種類和相同大小的水晶。
- 拱頂石。

水晶陣設置步驟：

1. 手中拿著水晶，說出你設置水晶陣的目的。
2. 將第一顆水晶放在其中一個角落（用探示的方式，決定第一個要放哪顆水晶）。
3. 第二顆水晶放在第一個角落的右側角落。
4. 第三顆水晶放在第二顆水晶的下方角落。
5. 第四顆水晶放在最後一個角落。
6. 用心念的力量或魔棒水晶將角落和水晶連接起來。在做這個動作的同時，要感覺能量在水晶陣的周圍亮起來。
7. 必要時，可在接近中心點的位置放一顆拱頂石來固定能量，如此便完成啟動。
8. 將水晶陣留在原地，需要放多久就放多久。這是一種長期性的保護水晶陣，因此你可能會放上好幾個月，必要時就予以淨化。
9. 當你準備好，即可撤除水晶陣。

水晶陣配套建議：穩固、保護、固定或淨化用的水晶。如果你的目的是要保護防止電場和磁場的危害，那麼含有閃靈鑽的次石墨，會特別適用於這個水晶陣。

鋸齒形

環境的淨化

　　鋸齒形本來就比直線更穩定，它能更有效的吸收壓力，保持高能量的輸出。它非常適合設置在建築物的周圍或內部來創造保護的力量，以及排除靜電或電磁的霧霾。

形狀構成：沿著牆邊，從一端到另一端排成一道鋸齒狀的水晶列。若要保護或淨化空間，則在對面的牆邊也排一道鋸齒狀的水晶列（雙道鋸齒列比單一鋸齒列更有力量，因為它包含了那被包圍起來的空間裡的能量）。你可以交替使用不同的水晶，一個鋸齒使用淨化用的水晶，另一個鋸齒使用帶來光明的水晶。

用途：鋸齒形的陣式，對於治療病態建築症候群（sick-building syndrome），以及消除環境的污染特別有效，它同時也有助於清除雜亂或清理某個空間的能量。

設置時機：沒有特定的時間。

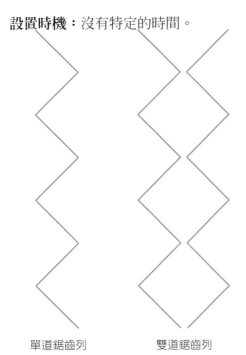

單道鋸齒列　　　　　雙道鋸齒列

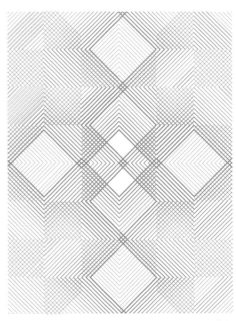

能量效果：能量會走向雙道鋸齒列的水晶陣中央，使保護和轉化的能量充滿整個區域。

煙晶和透石膏是治療病態建築
症候群的理想組合。

你需要：

- 足夠的水晶以一般的間隔排列完整面牆（視牆的長度而定）。
- 放置在兩端的固定石。

水晶陣設置步驟：

1. 手中拿著水晶，說出你設置水晶陣的目的。
2. 將第一顆水晶放在牆左靠近牆的地方。如果必要的話，可以先從固定石開始排起（用你的直覺去決定）。
3. 一路將水晶排成鋸齒形直到牆右，如果必要的話，可以在末端放一顆固定石。
4. 如果你要做的是雙道鋸齒列，那就按照同樣的步驟在對面牆再排一個。
5. 用魔棒水晶或心念的力量將水晶連接起來（若是雙道鋸齒列的水晶陣，就從一端走到另一端，然後再回到起始點）。
6. 當你準備好，即可撤除水晶陣。

水晶陣配套建議：黑碧璽、次石墨、煙晶、閃靈鑽、透石膏和石英。

螺旋形

漩渦能量管理

　　螺旋形創造漩渦能量（亦即從中心點產生一個能量的渦旋團，並根據它的靜電荷而向外擴散或往內吸），並且是加速成長和開啓正向的ＤＮＡ潛能的基礎。依設置的方式不同，螺旋形水晶陣能將能量引入它的中心點（放在頂部的水晶開啓這個過程），或從它中間的那顆水晶散發出能量。因此，當你用魔棒水晶或心念的力量將水晶連接起來時，不要回到你放置的第一顆水晶。相反的，你要根據自己的目的，將能量旋轉出去或引入螺旋的中心點。若你想盡可能的向周圍區域散發轉化和再次激發能量的頻率，也可使用多旋臂的螺旋形。

形狀構成：你可以用黃金比例來設置一個「完美的等角螺線」，只是對水晶陣來說，這並非是必要的。相反的，你要用直覺或探示的方式來確定，你要使用順時針還是逆時針方向的螺旋形，以及你的水晶陣需要多少顆水晶。

用途：螺旋形水晶陣能再次激發空間的能量，或有助於你展開新的計畫，而將你的想法提前傳達給宇宙。它也可用於藉由水晶的能量來照亮「無效的（dead）」或空白的空間，特別是在淨化能量之後。此外，在地圖或照片上設置這個水晶陣也特別有效果。

設置時機：任何時候皆可設置。不過，引入能量或向內的水晶陣，在新月時設置會特別有效，而散發能量的水晶陣則在滿月時設置會最有力量。

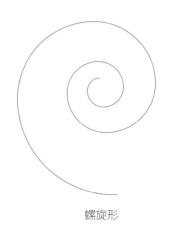

螺旋形

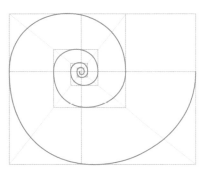

黃金比例螺旋

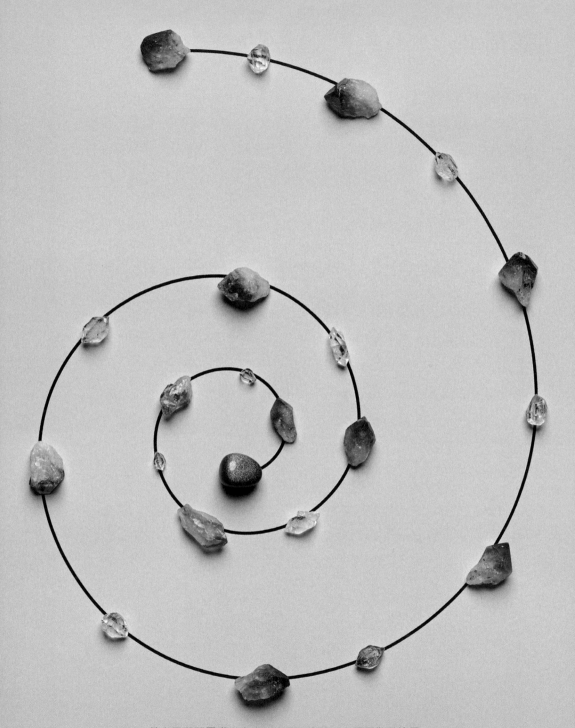

黃水晶和閃靈鑽從中央的拱頂石金砂石向周圍散發能量。

你需要：

- 足夠的水晶來排列螺旋形。
- 拱頂石。

水晶陣設置步驟：

1. 手做出一個螺旋形（用細線來做最爲理想）。

2. 手中拿著水晶，說出你設置水晶陣的目的。

3. 將第一顆水晶（拱頂石）放在中心點或最外端，這要依你的目的而定（若要引入能量，就先放最外端的水晶，若要散發能量，就先放中心點的水晶）。

4. 隔著一定的間距將整個螺旋形排列好。

5. 用心念或魔棒水晶的力量，將螺旋形連接起來，記得不要回到你的起始點。連接完成後，如果你是從中心點開始，就拿走魔棒水晶，如果你是從最外端開始，就用魔棒水晶在中心點確實輕碰一下，然後再放上拱頂石。

6. 當你準備好，即可撤除水晶陣。

水晶陣配套建議：黃水晶、閃靈鑽、透石膏、太陽石、金砂石、煙晶。

光芒形

激發能量與恢復活力

光芒形水晶陣能高度激發能量，並將其能量散發到廣大的區域，因此它特別適合設置在地面或地圖上。雖然典型的作法是先從中心點開始向外排列光芒的放射形，但在開始動手之前，還是先用直覺或探示的方式，決定水晶的擺放。因爲你可能必須先決定排列的方向（亦即符合羅盤上的方位），中間的水晶則是根據你要引入能量或排出能量，來決定它是最先擺放或最後擺放。整個陣形可以稍後再進行調整，來微調那些能量。

與其他許多水晶陣不同的是，這個陣式的啓動不是靠魔棒水晶的連接，因爲你的目的是要盡可能廣泛散發能量。相反的，你要用心念的力量啓動這放射的光芒形水晶陣。排列水晶時，要記得能量是往芒尖所面對的方向傳送的。如果芒尖是朝著你或特定的地方，它就會將能量傳向你或那個地點，如果它不是指向你，就會把能量往外傳送。

形狀構成：光芒形水晶陣的芒臂可長可短，它們可以是相同的長度或不相同的長度，也可以是兩者的混合。芒臂可由一列水晶排列出來，也可以圍繞著中心點的拱頂石，只在每個芒臂的末端放上水晶，它的大小也是隨意的。如果你要長時間放置一個大型的光芒形水晶陣，那就使用未經加工的大顆水晶，並確保它們可以適時獲得淨化和加持。或者，如果你要把它們埋在地下的話，就用Petaltone Z14浸泡它們（千萬要記得標示水晶陣所埋的地方）。

用途：首先，光芒形水晶陣是激發能量的水晶陣，但它們還有其他的功用。例如，你可以用解毒的水晶建立一個光芒形水晶陣，來淨化及保護某個受污染的區域。此外，你也可以在某個空間中需要防護的一側，用保護的水晶從外向中心點排列，或在相反的一側，用散發的水晶從中心點向外排列來將能量引導出去。此外，放射的光芒形水晶陣，也能傳送療癒的能量到非常遠的接收者身上。

設置時機：任何時間皆可設置光芒形水晶陣。不過，在春天設置對激發能量會特別有效果，而要解除毒害，則在多天之前會特別有力量。

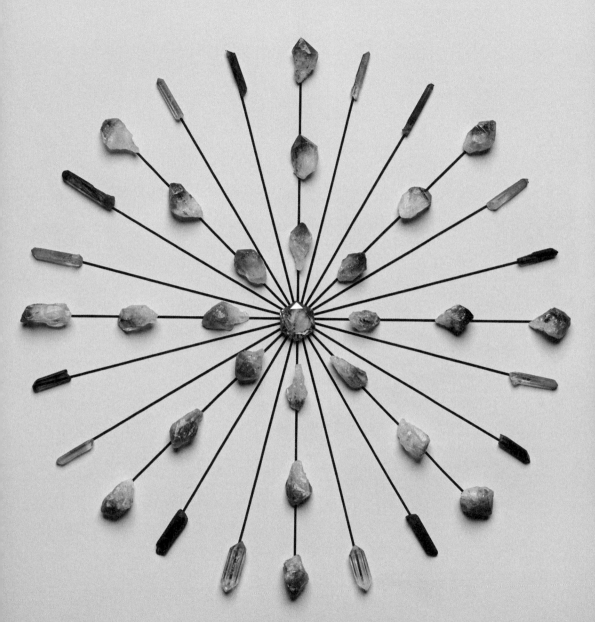

黃水晶和煙晶將橘紅色的日環石英的活躍能量散發到周圍的環境中。

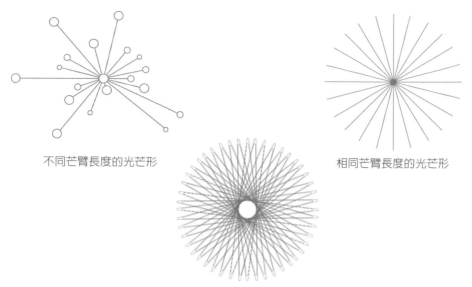

不同芒臂長度的光芒形

相同芒臂長度的光芒形

能量效果：能量會走向雙道鋸齒列的水晶陣中央，
使保護和轉化的能量充滿整個區域。

你需要：

• 足夠的水晶來完成你的目的（在開始決定水晶的數目和種類之前，先進行探示）。

水晶陣設置步驟：

1. 手中拿著水晶，說出你設置水晶陣的目的。

2. 用直覺或探示的方式，決定那些已淨化的水晶的合適位置，並將它們粗略的排列成光芒的形狀。不必先放中間的拱頂石，你的直覺會告訴你何時該擺上它，要相信你的直覺。

3. 站在水晶陣的中央（或將你的注意力集中在它的中心點上），說出你設置水晶陣的目的。

4. 小心的將水晶排列整齊來微調水晶陣，或者讓水晶留在它們選擇待的位置上。

5. 透過探示或用你的直覺來確定最後的排列是有效的。

6. 用魔棒水晶或心念的力量啟動水晶陣。

7. 當你準備好，即可撤除水晶陣。

水晶陣配套建議：光玉髓、凱爾特石英、黃水晶、石英、紅碧玉、太陽石、煙晶、次石墨、燧石、赤鐵礦。

身體

治療與重新平衡

　　身體本身就是一個水晶陣。水晶可以放在脈輪上來淨化及重新平衡脈輪，並且可以放在身體（以及特定的器官）上或身體的周圍來恢復健康。例如，將靈光水晶放在頭部的周圍，對於停止紛亂不止的雜念來讓頭腦安靜以及減少焦慮特別有效，並且有助於改善失眠。將水晶放在腎臟和腎上腺的體表相對位置，則可以停止戰或逃（fight-or-flight）的反應。

形狀構成：按照需求將合適的水晶擺放在身體上。舉例來說，生命之樹的水晶陣（第88頁）放在身體上就特別有效果。它雖然是最強大的水晶陣，但也是最簡單的。它只需要將一顆礦石放在高等心輪上，並把一顆穩固用的礦石（例如燧石或煙晶）放在腳邊，就能促進免疫系統的健康。你也可以使用血石、治療天使石或經由探示所決定的礦石。

設置時機：必要時即可設置，若要進行完整的脈輪淨化和加持，則可以在新月那一天設置。

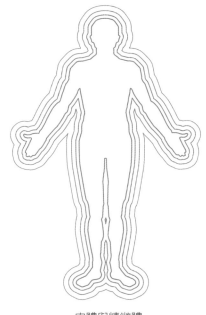

肉體與精微體

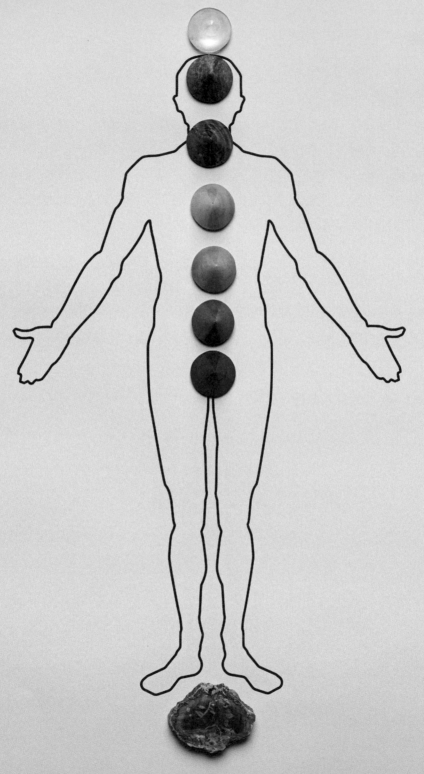

放在大地之星脈輪（Earth star chakra）上的木化石，固定住由紅碧玉、橙色光玉髓、黃碧玉、
綠色東菱玉、蘇打石、青金石和白水晶所組成的淨化及平衡脈輪的陣式。

你需要：

- 適當的脈輪水晶或療癒水晶。

水晶陣設置步驟：

1. 選一個不受打擾的時間和地點，務必確認你的手機已經關機。

2. 手中拿著水晶，說出你設置水晶陣的目的。

3. 身體躺下來，必要時可蓋上毯子來保持溫暖和舒適。

4. 在身體上或身體的周圍擺設水晶陣，先用探示或直覺的方式，決定每個水晶的擺放位置，並用同樣的方法選擇水晶。舉例來說，你可以在每個脈輪上放一顆合適的水晶，也可以把水晶直接放在某個器官相對應體表或特定的部位上，例如喉嚨。此外，你也可以將水晶放在頭部的周圍，來停止紛亂不止的雜念及改善失眠。如果你的水晶陣是要擺放在自己的身體上，那麼就從腳開始往上排列，務必要確定放一顆穩固和轉化用的水晶在你的腳前面。

5. 讓水晶陣保持十至二十分鐘不去動它。

6. 按照排列時的相反順序收回水晶。撤除水晶陣。

水晶陣配套建議：燧石、煙晶、紅碧玉、光玉髓、黃色方解石、綠色東菱玉、藍紋瑪瑙、青金石、石英、藍色藍晶石、多色碧玉、矽化陶石、次石墨、治療天使石、血石、成為之石（Que Sera）。

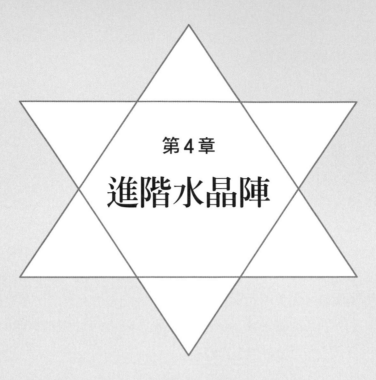

第 4 章

進階水晶陣

本章的水晶陣或許看起來很複雜，但其實它們設置起來跟前一章的基本水晶陣一樣容易，只要按照範本做即可。有一些複雜的水晶陣能創造非常強大的能量模式，它們比較適合有經驗的水晶工作者使用。由於這一類水晶陣的能量網是複雜的幾何結構，導致它們的能量痕跡會持續得更久，因此當它們的任務結束而要進行撤除時必須特別留意。其他的水晶陣則可以在水晶撤除後，讓它們的能量痕跡自然的在乙太（能量空間）中消失。這一切取決於當初設置這些水晶陣的目的。舉例來說，如果設置的水晶陣是為了解決某個衝突，那麼衝突一結束，那個水晶陣的能量就必須撤除，但如果設置的水晶陣是為了帶給周遭的環境或正在發生的狀況持久性的和平，那麼移除水晶後，可以讓它的能量痕跡自然的慢慢消失。

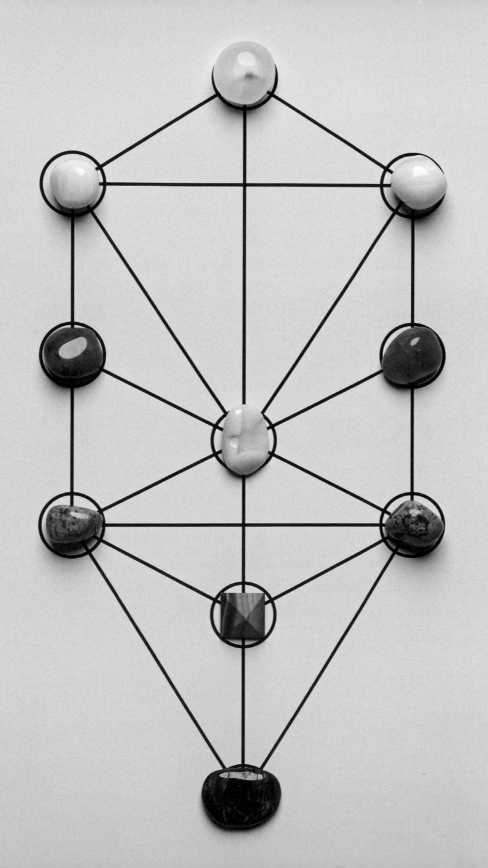

生命之花

創造的基礎

　　數千年來，人們將生命之花視爲自我知識（以及作爲完整的宇宙知識）的象徵。這個水晶陣的水晶必須精確的排列，以控制各個通道的能量流。

形狀構成：生命之花是透過六重對稱從魚形橢圓發展而來。換句話說，不論這個水晶陣擴大多少倍，這圖案都是圍繞它的中心點，以六個穩固的軸心均勻的複製自己。這圖案不論從哪個角度來看都是一樣的，並且具有三維度的能量效果。每個圓的圓心都會與它周圍的圓的圓周相交。事實上，其他許多水晶陣的陣形也隱藏在生命之花中。例如它的中央就是「生命種子」的陣形，其七個交疊的圓形成一個類似花朵的圖案，外面的圓代表抵禦負能量和外力入侵的保護屏障，裡面的圓則代表懷孕。聚集在中央核心周圍的六個細胞創造了新生命，這個特徵在「生命之果」的水晶陣中也看得到。

用途：對於實現目標和願望的顯化水晶陣，或對於強化某個區域內的能量的保護水晶陣，生命之花或生命種子會有特別強大的效果。生命之花水晶陣也可用於平衡身體的脈輪，以及地球療癒中那些當前的或更廣泛的環境中的能量漩渦點。此外，它也有助於靜心集中精神，以及將療癒的能量傳送到遠方的世界各地，不論它是出自於個人的需要，或爲了諸如戰爭、饑荒或自然災害的公共之事。

設置時機：這個水晶陣可以隨時設置，但在滿月的日子效果會特別好。生命種子水晶陣，則在新月或春天設置會特別有強大的效果。

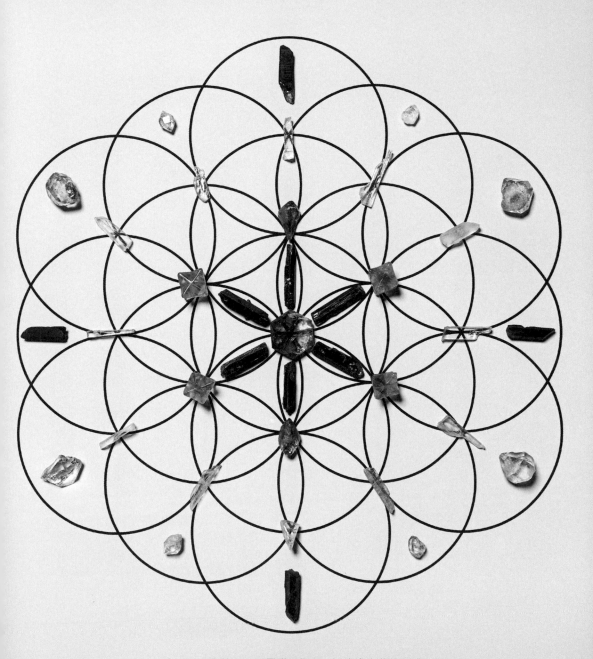

紫水晶、賽黃晶、閃靈鑽和煙晶，以生命之花的形式，
將平靜的能量和宇宙的愛散發到周圍的環境中。

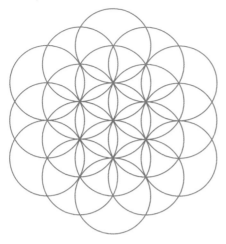

無邊的生命之花

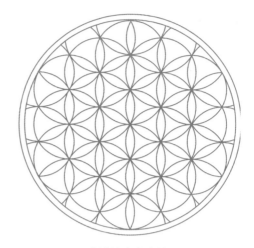

有邊的生命之花

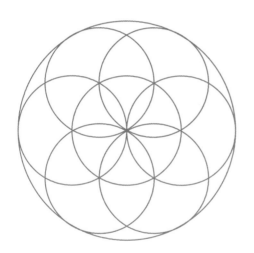

生命種子

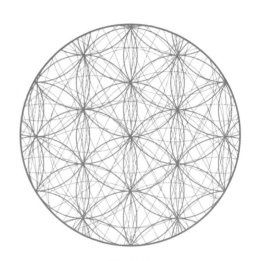

能量效果：
生命之花複製和諧的能量，並將它們往各個
方向散發。但你可以根據水晶陣的目的，在
生命之花上疊加其他的水晶陣形，來控制這
個能量流。

你需要：

- 範本。
- 你想排列在生命之花陣形中的已淨化和加持過的水晶。
- 足夠排列出外圈的水晶（如果你設置的水晶陣是有邊的生命之花）。
- 拱頂石。

水晶陣設置步驟：

1. 如果你要設置的是完整的生命之花或生命種子水晶陣，你將需要按照一個範本來排列，因爲正確的位置非常重要。將範本放在有顏色的背景或適合你的目的的材料上。
2. 手中拿著水晶，說出你設置水晶陣的目的。
3. 將拱頂石放在水晶陣的中央來固定它。
4. 集中注意力，在每個花形的中間放一顆水晶。
5. 根據你的內在之眼的喜好，放上那些沿著每朵花的花瓣或弧形放射出來的水晶，要相信自己的直覺。
6. 如果設置的水晶陣是有邊的生命之花，就用具有保護功能的水晶來排列外面的圓圈。
7. 啓動水晶陣：用溫柔而專注的眼神注視著水晶陣，直到能量點亮它（如果你是新手，你可能不是用肉眼看見能量點亮水晶陣，而是透過感覺或直覺）。
8. 撤除水晶陣，先移除拱頂石，再依排列時的相反順序移除水晶。由於這種水晶陣的能量痕跡是持久性的，因此幾乎都必須用聲音或淨化精華液來對該空間進行完整的撤除。

水晶陣配套建議：脈輪水晶、石英、閃靈鑽、粉晶、菱錳礦、煙晶、藍色藍晶石、帝王玉、硼鈹鋁鉇石。

生命之樹

神聖的本質

　　生命之樹在卡巴拉（Kabala）是用來了解神聖的本質和世界被創造的方式。它描述靈性如何流變為物質，因此被實踐者視為「實相的地圖」，三十二條通道的每一條，都通往神聖的知識或宇宙心靈之智的擴大。在某些法門中，生命之樹是認識神或永生之主（the Eternal）的道路；在其他的法門中，它是認識大我（the Self）的途徑。凱爾特的生命之樹是畫成一棵樹枝伸向天空、樹根分布於地下的大樹，它的樹枝與樹根連接成圓圈，象徵德魯伊（Druidic）信仰中的天與地的連結和生命輪迴的永恆本質。

形狀構成：生命之樹出現在生命之花的中央。在凱爾特的法門中，它是畫成一棵根部深植於大地和樹枝伸向天空的大樹，而它的樹幹將樹枝和根部結合起來。在某些凱爾特的圖形中，它的樹枝和樹根也是碰觸在一起的。生命之樹的水晶陣，可以擴大及延伸到遍及整個身體或環境內的某個區域。

用途：在水晶陣的運用上，水晶是放在卡巴拉生命之樹的十個主要點，以帶來整合的效果，因為生命之樹是用於那些平衡天與地或導向更深的靈性理解的水晶陣。卡巴拉生命之樹的水晶陣，擺放在身體上或身體的周圍，對於平衡脈輪和身體周圍的能量流會特別有效。它也可以埋在地下或設置在戶外那些可以長期放置的地方。凱爾特生命之樹水晶陣特別適合設置在家中，以療癒家族的業力和寬恕過去的前塵往事，但這需要用一塊印有凱爾特生命之樹的布或底盤，來排列水晶以獲得最大的效果。

設置時機：生命之樹水晶陣任何時候皆可設置，但在春分、夏至、秋分和冬至的時候，隨著一年的季節和循環來調整水晶則會特別有效果。

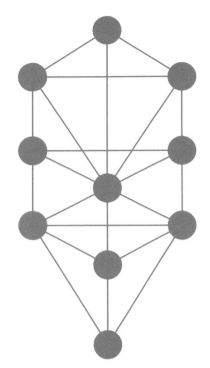

卡巴拉生命之樹

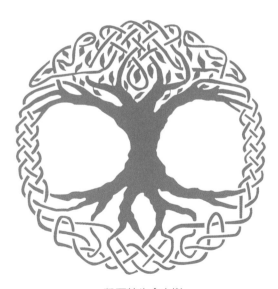

凱爾特生命之樹

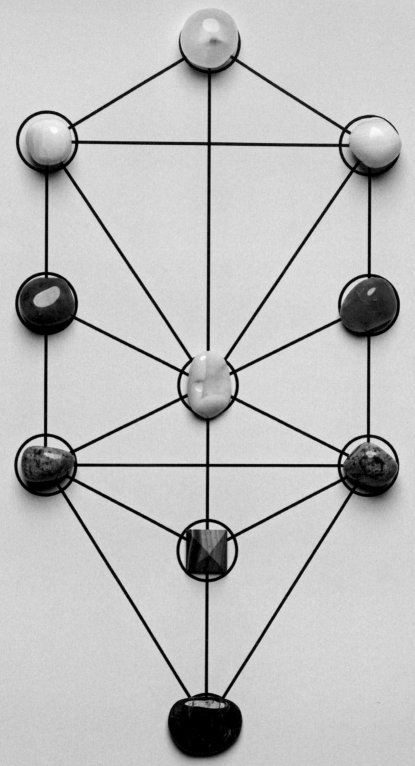

作為固定石的拋光次石墨，及其上方的孔雀石金字塔、非洲綠松石、拱頂石藍紋瑪瑙、
橙色光玉髓、粉晶和帶來光明的透石膏，能淨化脈輪並促進身體周圍的靈性能量流。

你需要：

- 合適的範本和背景。
- 拱頂石和固定石。

卡巴拉生命之樹水晶陣：十顆合適的水晶。

凱爾特生命之樹水晶陣：選擇帶來光明、穩固和解毒用的水晶。

水晶陣設置步驟：

1. 根據你的目的，選擇你的範本和背景顏色。

2. 手中拿著水晶，說出你設置水晶陣的目的。

3. 如果你要設置卡巴拉生命之樹水晶陣來擴展你的意識，就先從最底部的固定石開始，用合適的水晶由下往上排列，將你的拱頂石放在水晶陣的中心（底部算起的第三個圓圈）。

4. 如果你要設置卡巴拉生命之樹水晶陣，來將神聖的能量引入物質中，就先將拱頂石放在最頂端的圓圈，然後由上往下排列，而在最底部放置固定石。

5. 用魔棒水晶或心念的力量將水晶連接起來。

6. 撤除水晶陣，先移除拱頂石，再依排列時的相反順序移除水晶。由於這種水晶陣的能量痕跡是持久性的，因此幾乎都必須用聲音或淨化精華液來對該空間進行完整的撤除。

水晶陣配套建議：祖先石（Ancestralite）、星雲碧玉、凱爾特石英、生命搖籃石、自由石、赤鐵礦、藍線石（Dumortierite）、彩虹水晶™、透石膏、黃色方解石、綠色方解石、黃色方解石、冰洲石（Clear Calcite）。

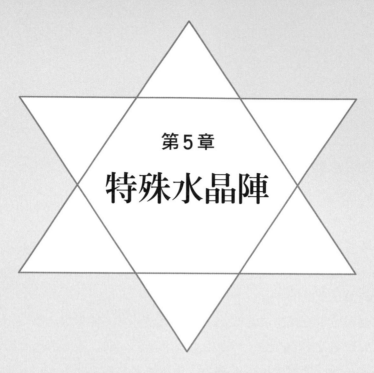

第5章

特殊水晶陣

本章的特殊水晶陣範例，是為了啓發你創造自己的水晶陣。你可以調整這些範例中的水晶，符合你個人的需求，或根據你的直覺來調整水晶陣本身。用直覺或探示的方式找出合適的水晶，特別是在設置改變心情的水晶陣。你會在水晶陣配套中看見這些建議，但請不要拘泥於它們，要有創意並聽從你的靈感。

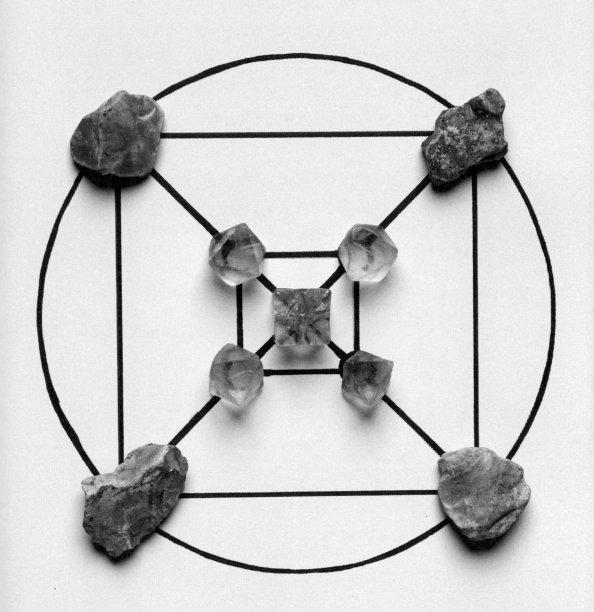

能量穩固

　　許多人發現自己很難「落地」，可以說，他們是「活在自己的頭腦裡」而脫離了現實、不切實際。然而，這個水晶陣可以對他們有所幫助。穩固的水晶陣，能帶你穩定在當下一刻及實現你的目標。

使用水晶陣：這個水晶陣最好是你躺在地板上，然後直接將它擺放在你的身體上或身體的周圍，或是設置在周圍的環境中，但你也可以將它設置在床下，在你睡覺時幫助你更加「落地」。

設置時機：任何時候皆可使用這個水晶陣，在舉行連結天使和高等存在的儀式之前和之後，設置這個水晶陣顯得尤為重要。此外，在進行任何靈性的起修、靜心、觀想，甚至與水晶陣無關的儀式之前，設置這個水晶陣也是有幫助的，因為它能讓你的能量保持穩固。

顏色和背景：使用褐色、土黃色或綠色之類的大地色彩，或天然的材質。

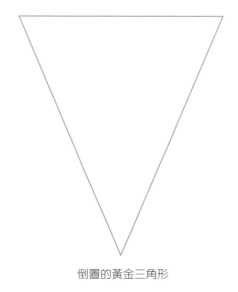

倒置的黃金三角形

你需要：

- 三顆穩固用的水晶。
- 兩顆菱鎂礦（Magnesite）。
- 兩顆紫龍晶（Charoite）或燧石。

水晶陣設置步驟：

1. 手中拿著水晶，說出你設置水晶陣的目的。
2. 舒適的躺下來，感覺一下你需要多大的空間。
3. 上半身坐起來，放一顆煙晶或其他穩固用的水晶在你的腳前方。
4. 兩個膝蓋都放上一顆紫龍晶或燧石。
5. 躺下來，在身體的兩條腹股溝上各放一顆菱鎂礦。
6. 在你身體兩側與肚臍切齊的位置，放一顆燧石、煙晶或其他穩固用的水晶。
7. 將你的手放在菱鎂礦上。
8. 用心念的力量連結這個三角形。
9. 用心感受這個水晶陣連結你腳下的大地之星脈輪，接著連結蓋亞門戶脈輪（Gaia gateway chakra）和底下的地球。
10. 靜躺十五分鐘，好好享受與大地之母的連結。
11. 依排列時的相反順序移除水晶，並至少將其中一顆水晶放進你的口袋，作為這次體驗的提醒。選擇與你有所共鳴的水晶，然後將它放在身上的口袋裡，只要你還感受得到自己與它的連結，就繼續將它帶在身上。當你感覺那顆水晶已失去加持力，可再設置一次這個水晶陣。

水晶陣配套建議：褐色光玉髓、紫龍晶、燧石、赤鐵礦、菱鎂礦、煙晶、矽化陶石、多色碧玉。

整體健康

　　雙扭線的上下兩個迴圈，不必是相同的大小，它們可以配合你的體型來加以調整。這個整體健康的陣式，將控制免疫系統的胸腺（高等心輪），與人體延伸出去的能量體連結在一起，從而加強你整個全方位的能量系統（亦即你的肉體、情感、理智和靈性），來確保你的健康。

使用水晶陣：當你覺得自己好像感冒或得了流感而感覺不舒服時，這個水晶陣會特別管用，但你也可以在任何時候用它來維護你的健康。

設置時機：當你覺得需要加強身體的能量或精微的能量時即可使用。

顏色和背景：藍色是傳統的治療色。

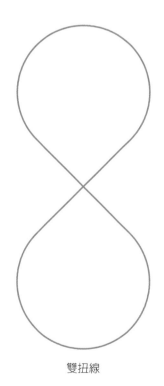

雙扭線

頭頂上的透石膏、胸腺上的血石和腳前的固定石形成簡單的雙扭線陣式。

你需要：

- 淨化用的水晶。
- 帶來光明的水晶。
- 平衡免疫系統的水晶。

水晶陣設置步驟：

1. 手中拿著水晶，說出你設置水晶陣的目的。
2. 躺下來。
3. 放一顆淨化用的水晶在你的腳前（上半身坐起來做）。
4. 放一顆帶來光明的水晶在你的頭頂上方。
5. 在胸骨上一半高的高等心輪上，放一顆平衡免疫系統的水晶。
6. 用心念的力量，連結這個在你身上和周圍的雙扭線。
7. 待在水晶陣中五至十五分鐘，集中你的注意力，輕輕的將氣息吸入平衡免疫系統的水晶中。如果你感覺有能量必須排出身體，就將它往下傳送到腳前的水晶來加以轉化。
8. 依排列時的相反順序移除水晶，然後淨化它們。

註：這個水晶陣也可設置在床下。

水晶陣配套建議：平衡免疫系統的水晶：血石、綠色東菱玉、成爲之石（淡鹹花崗斑岩）、治療天使石、櫻桃水晶、煙晶或祖母綠石英。

電磁場淨化

　　如果你對電磁場很敏感，它們可能會對你的健康造成有害的影響。因此經常淨化你的能量體，是既簡單又明智的事。電腦、無線網路、手機、電纜、發電廠、「智能電表」和一般的電器設備，都會產生電磁場。電磁場是引發病態建築症候群的重要原因之一。

使用水晶陣：如果你感到渾身不對勁和持續性的疲勞，如果你在某個環境下會感覺很糟糕，但離開那個地方就又好轉；如果你經常使用電腦或手機，那就每天晚上待在這個水晶陣裡五分鐘來淨化你的能量場。

設置時機：每天或必要時。

顏色和背景：這個水晶陣使用木材或石板之類的天然材質會運作得很好。

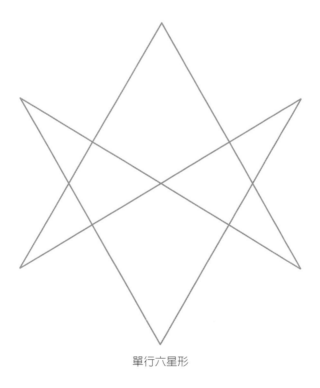

單行六星形

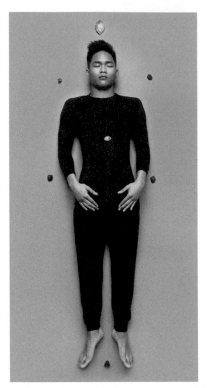

黑碧璽形成單行六星形外圍的點，而帶來光明的閃靈鑽則放在頭頂和胸膛之上。

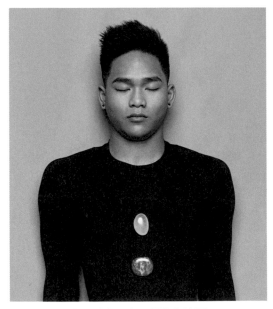

促進免疫力的水晶擺放的位置。

你需要：

- 帶來光明的水晶：透石膏、紫水晶、閃靈鑽或粉晶。
- 五顆淨化電磁場的水晶。
- 閃靈鑽或其他的拱頂石。

水晶陣設置步驟：

1. 手中拿著水晶，說出你設置水晶陣的目的。
2. 舒適的躺在床上或地板上。
3. 放一顆帶來光明的水晶在你的頭頂上方。
4. 在右手邊與你的陰部切齊的位置，放一顆淨化電磁場的水晶。
5. 在與你的左耳切齊的位置，放一顆淨化電磁場的水晶。
6. 在你的腳前放一顆淨化電磁場的水晶。
7. 在與你的右耳切齊的位置，放一顆淨化電磁場的水晶。
8. 在左手邊與你的陰部切齊的位置，放一顆淨化電磁場的水晶。
9. 放一顆閃靈鑽或其他的拱頂石在你的高等心輪（胸腺）上。
10. 用心念的力量啟動水晶陣。
11. 吐氣，有意識的讓電磁場的能量往腳前的水晶排出。
12. 吸氣，將帶來光明的水晶的能量，透過水晶陣引入到你的能量體中。
13. 重複這樣的呼吸十次，躺在水晶陣裡直到你覺得已經達到必要的時間，相信你的直覺告訴你何時起身。
14. 依排列時的相反順序移除水晶，然後淨化它們。除非你是住在電磁場源的附近，否則將水晶放在陽光底下或通風之處加持即可。

水晶陣配套建議：淨化電磁場的水晶：琥珀、次石墨、黑碧璽、閃靈鑽、煙晶、鋰雲母、綠色東菱玉、紫水晶、櫻桃水晶、祖母綠石英、粉晶、凱爾特石英、青銅石藍矽銅礦（Ajoite in Shattuckite）、天河石、鋰雲母。

陽光超級水晶（改善憂鬱）

季節性情緒失調的解藥

　　許多人會由於缺乏陽光而患上「冬季憂鬱症」或季節性情緒失調（S.A.D.）。然而，使用合適的陽光水晶和以六星形為基礎的水晶陣，能有助於減少這種影響。這個水晶陣可以擺設在身體上或身體的周圍，在能量上刺激腦下垂體和改善賀爾蒙的分泌，或者可以設置在周圍的環境中來注入太陽的力量。在秋分之前將水晶放在太陽底下一、兩週來加持它們，好為接下來的冬天儲備好陽光的能量。

使用水晶陣：當你發現自己有季節性情緒失調，就每天使用這個水晶陣幾分鐘，或將它設置在床底下。這在冬季的月分特別管用，但它也有助於改善全年任何時候的情緒低落。

設置時機：作為預防，你可以在九月二十二日左右的秋分設置水晶陣，並持續到三月二十日的春分（若你是住在南半球，就將時間顛倒過來）。

顏色和背景：金色或黃色的布。

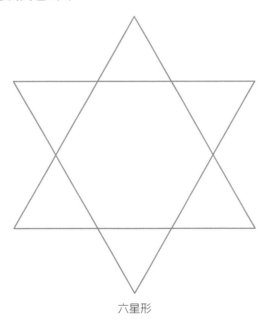

六星形

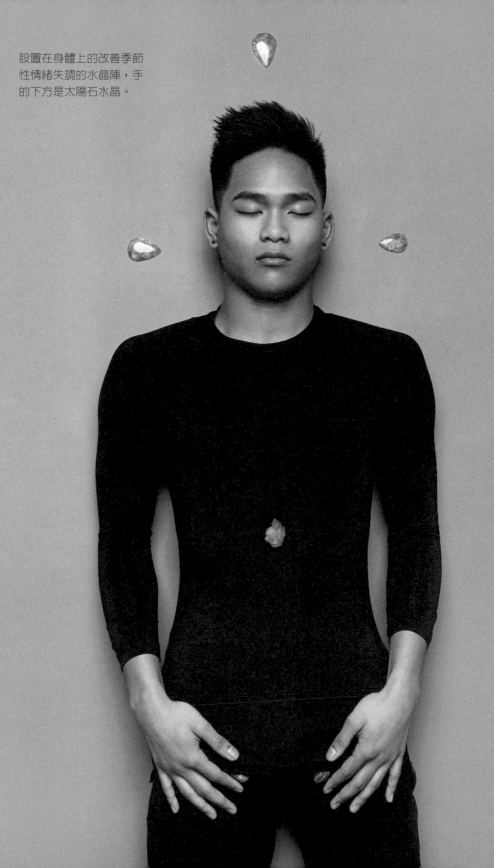

設置在身體上的改善季節
性情緒失調的水晶陣，手
的下方是太陽石水晶。

你需要：

- 次石墨、燧石或煙晶之類的淨化用水晶。
- 五顆陽光水晶。
- 小的陽光拱頂石。

水晶陣設置步驟：

1. 先在秋分之前將已淨化過的水晶，放在太陽底下一週或兩週。。

2. 手中拿著水晶，說出你設置水晶陣的目的。

3. 放一顆淨化用的水晶（尖端朝下），在你的腳前或水晶陣的底部。

4. 放一顆陽光水晶（尖端朝下），在你的頭頂上方或水晶陣的頂部。

5. 在你頭部的兩側與耳朵底部切齊的位置，或在水晶陣的兩側，各放一顆陽光水晶（尖端朝內）。

6. 拿兩顆陽光水晶分別放在你的左右腹股溝上，或放在前述的兩顆水晶的下方（尖端朝內）。

7. 放一顆小的陽光拱頂石水晶，在你的太陽神經叢上，或放在水晶陣的中央，並再次說出你設置水晶陣的目的。

8. 靜躺十至二十分鐘，將氣息吸入太陽神經叢，並吸收水晶的能量。

9. 當你準備好起身，依排列時的相反順序移除水晶，然後淨化它們，或將水晶陣留在床底下。

10. 將拱頂石放在身上的口袋，你會感覺到它的能量散發到你的身體裡，只要你還感受得到自己與它的連結，就繼續將它帶在身上（但務必要經常淨化它）。當你感覺那顆水晶已失去加持力，你可以在將那些水晶放在陽光底下、使用特製的精華液，或放在大顆的光玉髓上加持之後，再設置一次這個水晶陣。

11. 每當有足夠的陽光，就將這些水晶拿到外面加持。

水晶陣配套建議：黃水晶、太陽石、黃色方解石、黃金療癒者水晶、凱爾特石英、石英、髮晶、虎眼石、橙色藍晶石、光玉髓、黃金阿賽斯特萊石（Golden Azeztulite）、彩虹瑪雅石（Rainbow Mayanite）、矽化陶石、大黃蜂瑪瑙（Bumble Bee Jasper）、黃色蛋白石、黃碧玉、紅鋅礦（Zincite）。

重病支持

　　如果你或認識的人正罹患重病或慢性疾病，那麼梅爾卡巴會是非常好的資源。它最適合用來賦予情感和能量的支持，並且能持續傳送療癒的頻率給需要的人。你可以針對特定的疾病來選擇特定的拱頂石，也可以不分任何狀況，只選用能使人歸於中心和穩定的拱頂石，這兩者的效果都很好。

使用水晶陣：將水晶陣設置在不會受到打擾的地方。若生病的人是你自己，那麼設置在床底下是最理想的。如果生病的人不是你，則將水晶陣擺設在生病者的照片上。

設置時機：有需要即可設置，並在整個生病期間都保留著這個水晶陣，要經常予以淨化。

顏色和背景：藍色是傳統的治療色。

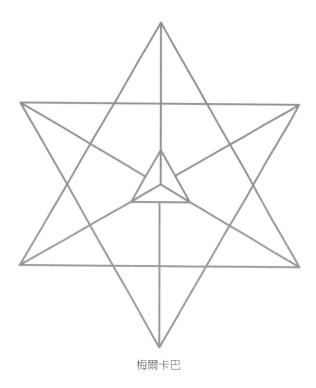

梅爾卡巴

你需要：

- 從水晶陣配套建議中選出的合適水晶。
- 拱頂石。
- 如果生病的人不在場，則需要他們的照片。

水晶陣設置步驟：

1. 手中拿著水晶，說出你設置水晶陣的目的。
2. 選一處可以讓水晶陣絕對不會受到打擾的地方。
3. 將水晶陣擺設在生病者的照片或名字上，或是設置在你的床底下或身體上。
4. 在外圍的六個點上，各放上一顆合適的水晶。
5. 用魔棒水晶或心念的力量，將每個三角形連接起來。
6. 將外圍的每顆水晶都連結到中央的拱頂石，來連接水晶的力量。

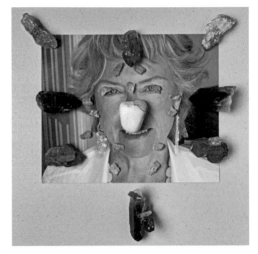

癌症治療期間所設置的由煙晶和岡奇綠脊石（Gunky Green Ridge）組成的六角形水晶陣，以斜發沸石（Klinoptilolith）作為中央的拱頂石。此外，還加上綠色方解石來緩解嘔吐，以及凱爾特黃金療癒者來促進整體的健康。

7. 水晶陣需要放多久就放多久（如果水晶陣是擺設在你的身體上，或身體的周圍，那麼就躺在原地十至二十分鐘或更久一點）。
8. 依排列時的相反順序移除那些水晶，然後淨化它們（額外的淨化，使用完後，將煙晶或燧石之類的堅固水晶埋在地下，將較脆弱的水晶放在糙米中一天或兩天）。

水晶陣配套建議：暴風眼碧玉（茉蒂碧玉）、次石墨、燧石、翡翠、治療天使石、成為之石、粉晶。**癌症治療支持**：斜發沸石、煙晶、粉晶、石英、綠脊石、「岡奇」（Gunky）黃金療癒者水晶、綠色方解石。**改善神經肌肉狀況**：鈉沸石和鈣沸石、薔薇輝石、紅碧玉、螢石、樹枝瑪瑙（Dendritic Agate）。

頭腦清晰

　　頭腦混亂的發生有許多種原因，其中有一些可能需要設置其他的水晶陣，來療癒那些潛藏的因素。然而，頭腦的清晰也可透過專注在一個簡單的、擴大的正方形水晶陣來獲得。在你坐下來準備考試、工作面試之前，或任何需要清晰的表達自己的時候，這個水晶陣會特別有幫助。不過要使用合適的水晶來作為拱頂石，例如魚眼石或螢石（Fluorite）。

使用水晶陣：將這個水晶陣設置在周圍不受打擾的環境中或床頭底下。或者，如果有助手幫你排列水晶陣的話，你也可以躺在水晶陣中，將拱頂石放在你的頭頂上方或額頭上。

設置時機：沒有特定的時間。

顏色和背景：黃色是傳統的頭腦清晰色。

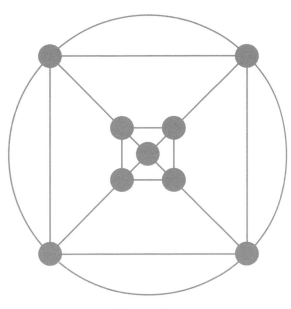

擴大的正方形

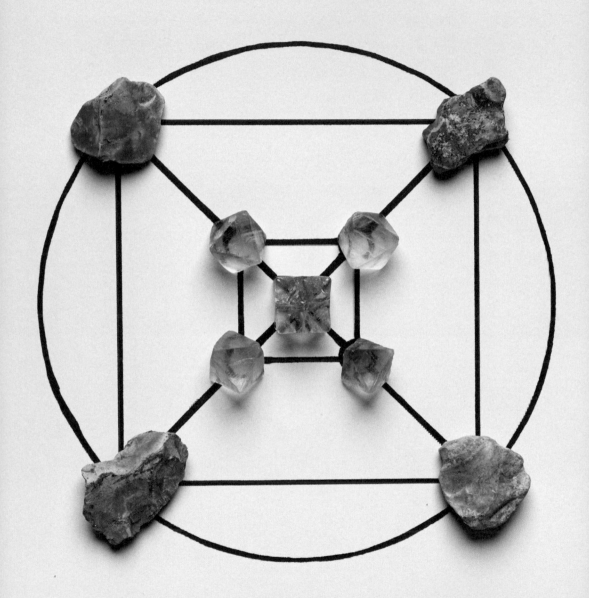

螢石和燧石組成簡單的頭腦清晰水晶陣，中間的拱頂石是使用梅爾卡巴造型的紫水晶。

你需要：

- 四顆促進頭腦清晰的水晶。
- 四顆作爲固定石的水晶。
- 必要時可準備一些作爲外護的水晶。
- 拱頂石。

水晶陣設置步驟：

1. 手中拿著水晶，說出你設置水晶陣的目的。
2. 將四顆促進頭腦清晰的水晶，分別放在內四方形的四個角落上（如果你是要躺在水晶陣裡，那麼這個四方形就必須夠大，才能讓你舒適的躺在它裡面）。
3. 四顆固定石分別放在外四方形的四個角落上。
4. 必要時在邊緣放上作爲外護的水晶（用探示的方式來確定是否需要）。
5. 如果你是要躺在水晶陣裡面，這時候可以躺下來。
6. 將拱頂石放在水晶陣的中央，或放在自己的額頭上。
7. 用心念的力量來連結這些水晶，從拱頂石向外面的邊緣移動，然後循著圓圈走。回到水晶陣的中心點，接著再向外連結外四方形，然後是內四方形。
8. 如果你的水晶陣是設置在周圍的環境中，那麼你想將它放多久就放多久。只要你經常淨化它，它甚至可以一直放在那裡。如果你是躺在水晶陣中，那就躺在原地十至二十分鐘，如果你覺得躺久一點好，也可以躺久一點。
9. 當你準備好撤除水晶陣，就依排列時的相反順序移除那些水晶，然後淨化它們。

水晶陣配套建議：魚眼石、螢石、靈光水晶、藍紋瑪瑙、白水晶、祖母綠、藍線石、菱形透石膏、石青或可作爲固定石的水晶。

創造與生育

生命種子是生命之花的核心，它是新的開始和構思（或懷孕）的基礎點，這個水晶陣是促進新計畫的展開和懷孕生子最完美的水晶陣。

使用水晶陣：當你想展開新的計畫、發想創意或懷孕生子時，就可設置這個水晶陣。此外，它對於處理內在小孩的問題也有幫助。

設置時機：傳統上，在新月、新年或春天展開新的計畫是最吉利的。儘量避免在冬至前的一段時間展開新的計畫，因為那時候的生命力是處於休眠的狀態。不過，在冬至過後的那段時間，卻是懷孕生子的最佳時機。或者，你也可以在每次構思新的計畫時設置這個水晶陣，然後謹慎的展開你的構想。

顏色和背景：最適合的背景顏色是血紅色和春天的顏色。

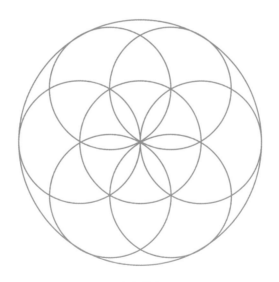

生命種子

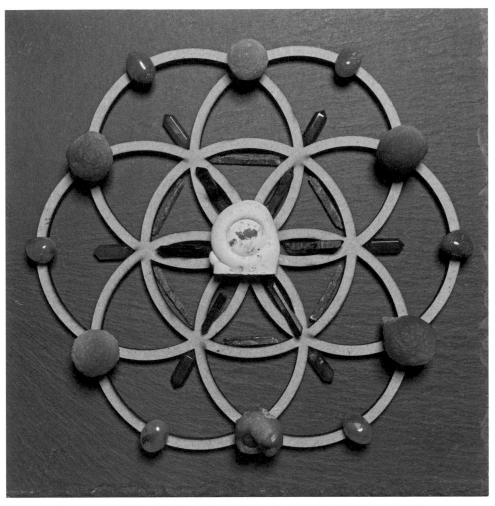

子宮之石矽乳石被六顆淨化用的煙晶圍繞，形成創意與生育的水晶陣的焦點。

此外，這個水晶陣也使用了橙色藍晶石、橙色光玉髓和玉髓之淚（Chalcedony Tears）。

矽乳石的面朝下，水晶陣打開了構思（或懷孕）的通道；

倒置過來，矽乳石則握有讓計畫孕育的空間，直到構想誕生的時刻到來。

你需要：

- 範本。
- 拱頂石。
- 六根淨化用的水晶柱。
- 六顆用於顯化或孕育的水晶。
- 六顆啓動用的水晶。
- 六顆固定石。

水晶陣設置步驟：

1. 手中拿著水晶，說出你設置水晶陣的目的。
2. 放上拱頂石，再次說出你設置水晶陣的目的。
3. 將六根淨化用的水晶柱分別放在內部那些狹窄的「花瓣」上，水晶柱的尖端朝向中心點。
4. 將六顆用於顯化或孕育的水晶，分別放在內部的那些「花瓣」的外端上。
5. 將六顆啓動用的水晶，分別放在那些更大的「花瓣」的點上。
6. 用心念的力量來連結這些水晶及點亮水晶陣，再次說出你設置水晶陣的目的。
7. 將固定石放在外部的邊緣，與內部花瓣上的淨化用水晶對齊。
8. 將水晶陣留在原地。每天專注於它，心中不忘你的計畫。當水晶陣的能量看似消退時，記得用淨化精華液噴一下它。如果必要的話，在構思（或懷孕）發生之後，將水晶陣倒置過來。
9. 當計畫有了成果，即可撤除水晶陣，或者必要時，也可以更換它。
10. 依排列時的相反順序移除那些水晶，然後淨化它們。

水晶陣配套建議：光玉髓、黃水晶、玉髓之淚、火瑪瑙、金砂石、翡翠、橙色藍晶石、矽乳石、帝王玉、印度神石（Shiva Lingam）、紅碧玉；淨化用的水晶、作爲固定石的水晶。

吸引愛

我們從來不會嫌愛太多。這個水晶陣能吸引愛和愛情到你身上，或是加強你既有的感情關係。此外，它也能用來散播愛給這個世界。心的水晶陣也是完美的寬恕水晶陣，你可以用它來療癒舊有的裂痕（例如你與伴侶或朋友之間的不和），或甚至是傳送寬恕給過去曾經傷害你的人。

這個陣式是你如何創造自己的水晶陣的最佳範例，我的靈感來自於，我在舊貨店看到一個放在舊相框裡的心形套框。

使用水晶陣：當你想尋找新的戀情或增進原有的感情，或想傳送無條件的愛給周圍的環境或特定的某個人，就可設置這個水晶陣。

設置時機：傳統上，召喚新愛的時間是在新月，但這個水晶陣可以隨時設置來傳達、恢復或增進感情。

顏色和背景：粉紅色、紅色或綠色的背景（粉紅色和紅色與愛和心相關，綠色則與心輪相關）。

內圈的紫水晶和外圈的粉晶，圍繞著作為拱頂石的粉紅色方解石（Mangano Calcite）。水晶陣的上方，一顆雙生火焰白色布蘭登堡水晶（Twin Flame Clear Brandenberg Amethyst）散發靈性的愛給水晶陣，而水晶陣的下方，一顆雙生火焰含煙布蘭登堡水晶（Twin Flame Smoky Brandenberg Amethyst），則將那個愛固定在地層。

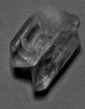

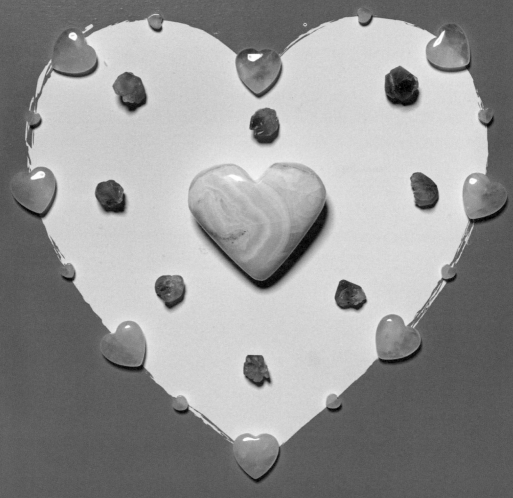

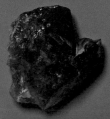

你需要：

- 足夠的礦石來排列心形。
- 拱頂石。
- 固定石。
- 高頻率的雙生火焰礦石（雙生火焰水晶，是兩個約略相同大小的水晶連結在一起）。

水晶陣設置步驟：

1. 手中拿著水晶，說出你設置水晶陣的目的。
2. 按照範本將水晶排成心的形狀，排列的同時要留意自己的呼吸。
3. 如果覺得必要的話，可以加排內圈的心形。
4. 在水晶陣的底部或你覺得最合適的地方，放上一顆固定石。
5. 在水晶陣的中央或你覺得最合適的地方，放上一顆拱頂石。
6. 在水晶陣的上方放一顆高頻率的雙生火焰礦石。
7. 用魔棒水晶或心念的力量，將心的形狀連接起來。
8. 你覺得需要多久的時間，才能吸引更多的愛來到你的生命中，就將水晶陣留在原地多久，但要記得經常淨化它。相信你的直覺，它會告訴你何時該撤除它。
9. 當你準備好撤除水晶陣，就依排列時的相反順序移除那些水晶，然後淨化它們。

水晶陣配套建議：粉晶、菱錳礦、硼鈹鋁鈮石、綠色東菱玉、海紋石、透石膏、蘇紀石（Sugilite）、天河石、精靈水晶、靈魂伴侶形態的水晶（兩個水晶的側邊連結在一起），可作為固定石的水晶。另見參考資源的《水晶之愛》（*Crystal Love*）／《愛的水晶》（*Love Crystals*）。

吸引豐盛

　　螺旋形能將能量引入停滯不動的狀況或清除負能量，因此，如果你的財務狀況吃緊而急需一筆現金，那麼你可用螺旋水晶陣來清除所有阻擋豐盛的障礙，或者，你想獲得加薪或換新的工作，也可設置吸引豐盛的螺旋水晶陣。你可以將它設置在彩券或印有你的願望的紙片上。所謂的豐盛，並非僅是跟金錢有關而已。事實上，豐盛指的是你對自己所擁有的一切，感到滿足和安心，過著充實又滿意的生活，心懷感恩，相信宇宙會適切的提供你所有的需要。

使用水晶陣：首先將水晶的尖端朝上往外擺放，以淨化能量和除去所有阻擋豐盛的障礙。淨化你的水晶。接著反過來，將水晶的尖端朝內往中心點擺放來引入豐盛。

設置時機：傳統上，新月是展開新計畫的時間，但習慣上，也有在滿月的時候設置豐盛水晶陣。如果時間允許的話，你可以先設置預備性的淨化水晶陣（如同前述），然後再設置第二個水晶陣（記得在設置第二個水晶陣前，要淨化第一個水晶陣的水晶和空間）。將水晶陣留滿一個月亮的週期，或留到它完成其任務爲止。

顏色和背景：傳統的豐盛色是綠色、金色和黃色。

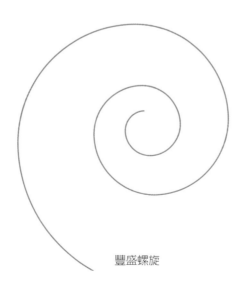

豐盛螺旋

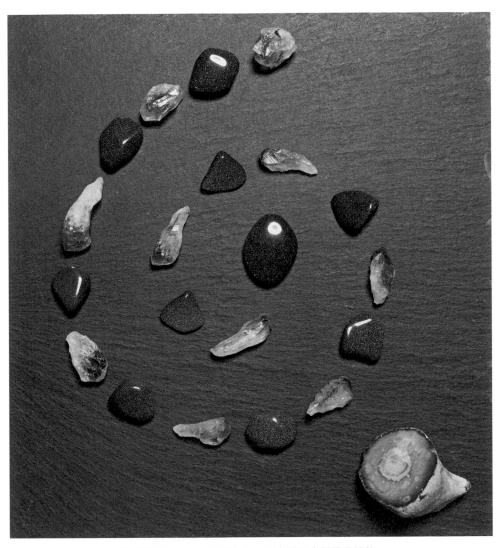

吸引豐盛的水晶，放在木化石上來穩固它們是最好的。
但它們也可排列成螺旋形水晶陣放置在家裡，而其底座最好是石頭或木質的表面。
圖中的水晶陣是排列在石板上，並使用燧石作為固定石。

你需要：

- 水晶陣的底座（例如木頭、石板、化石化的木頭、金色的卡牌或金色的布）。
- 已淨化和加持過的黃水晶和金砂石。
- 已淨化和加持過的閃靈鑽或煙晶。
- 已淨化和加持過的金砂石來作為拱頂石。
- 固定石（如果必要的話）。

水晶陣設置步驟：

1. 如果你設置的是預備性的「淨化」螺旋，就從最上方的點開始排起，接著用不同的水晶交替排列成螺旋形，而水晶的尖端是從中心點向外的，然後把金砂石放在中央作為拱頂石。如果你設置的是豐盛水晶陣，就先將金砂石放在中心點，然後說出你設置它的目的，是要為你的人生帶來豐盛。
2. 用不同的水晶交替排列成螺旋形直到中心點的金砂石，水晶的尖端朝下往內。
3. 必要時加上固定石。
4. 當不再需要這個水晶陣時就撤除它。

水晶陣配套建議：黃水晶、金砂石、綠色東菱玉、閃靈鑽、翡翠、苔紋瑪瑙（Moss Agate）、紅寶石、虎眼石、拓帕石。

職業與人生道路

　　梅塔特隆立方體（Metatron's Cube）乍看之下好像很複雜，但它其實只是由兩組精確排列的水晶和中央的拱頂石所組成。這個水晶陣能釐清複雜的狀況，並帶你到真正重要之事的核心。然而要注意的是，這些答案可能會以不尋常、出乎意料的方式呈現。此外，梅塔特隆立方體，也可用來幫助你在你所選擇的領域中獲得升遷和進展。

使用水晶陣：如果你還不確定自己的人生要走哪條路（尤其是關於職業方面），就可設置這個水晶陣來尋求指引。要相信完美的機遇會在完美的時刻出現。若你是想獲得升遷，那麼就在向老闆提出要求或洽談新職位之前設置這個水晶陣。

設置時機：最理想的作法是，在新月設置這個立方體水晶陣，而滿月之前可望獲得答案。事成之後，即可撤除水晶陣。

顏色和背景：金色、銀色或與你想要的職業相符的顏色。例如，醫療業可以選擇藍色，因為藍色是傳統的醫療色，如果是金融業，則可以選擇代表豐盛或金錢的黃色或金色。此外，用自然材質的石頭或木頭，作為底座也是實際又實用的，因為它們能給出符合現實生活的答案。

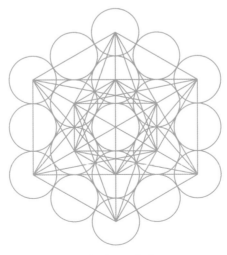

梅塔特隆立方體

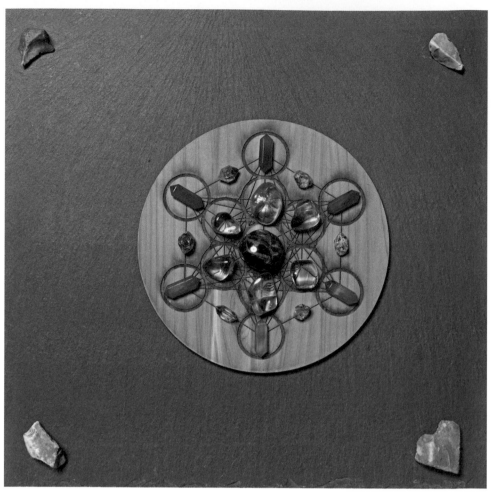

召喚洞見的滾圓彼得石（Pietersite），周圍環繞著滾圓的黃水晶、含煙閃靈鑽和光玉髓水晶柱。這個水晶陣使用燧石作為固定石。

你需要：

- 範本。
- 六顆用於職業和人生道路的水晶。
- 六顆穩定用的水晶。
- 拱頂石。
- 魔棒水晶。

水晶陣設置步驟：

1. 手中拿著水晶，說出你設置水晶陣的目的。

2. 將六顆用於職業或人生道路的水晶，圍繞著中間的六星形排列。

3. 將六顆穩定用的水晶，圍繞著外面的六星形排列。

4. 必要時，可圍繞著邊緣加上淨化用的水晶。

5. 在中心點放上拱頂石來激發水晶陣。

6. 用魔棒水晶將外面的每一顆水晶都往中心點連結（由於這個水晶比較複雜，因此最好使用魔棒水晶來連結以淨化能量流），再次說出你設置水晶陣的目的。

7. 穩定的呼吸一段時間，眼睛注視著水晶陣，然後慢慢的移開你的視線，讓它不受打擾的留在原地自行運作。將水晶陣留在原地，直到你獲得答案。

8. 當你準備好撤除水晶陣，就依排列時的相反順序移除那些水晶，然後淨化它們。

水晶陣配套建議： 藍翡翠、光玉髓、綠色東菱玉、綠碧璽、苔紋瑪瑙、粉晶、綠松石、虎眼石、龜甲石（Septarian）。穩固用的水晶。用於人生道路的水晶：異性石（Eudialyte）、綠松石、草莓列穆尼亞種子水晶、彼得石、「人生道路」水晶（其特徵為長、薄、透明，有一個或多個完全平滑面）。

散發善意的安寧

　　生命之花本質上就是安寧的水晶陣，它會散發平靜與善意到周圍的環境中，你可以在生命之花上排列直覺上感覺正確的任何圖案。這個水晶陣最好是在範本上排列，好讓潛在的幾何與水晶能連結起來，如此一來，你也就不必每個點都放上水晶。當你覺得人生的某個混亂階段即將結束，而想邀請平靜與安寧進入你的日常生活，或是你的家庭或職場充滿了動盪和緊張（也許是因為家裡有正值叛逆期的孩子，或源於老闆的壓力），就可設置生命之花水晶陣。

使用水晶陣：選一個不受打擾的地方設置水晶陣，然後讓它自行運作。

設置時機：沒有特定的時間。

顏色和背景：生命之花水晶陣，可以設置在任何的顏色或背景材質上，但使用木頭或其他天然的材質，可以幫助平靜的能量將它自己固定住。現在市面上已可買到精美的、為特定目的製作的生命之花模板。

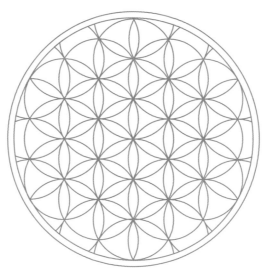

生命之花

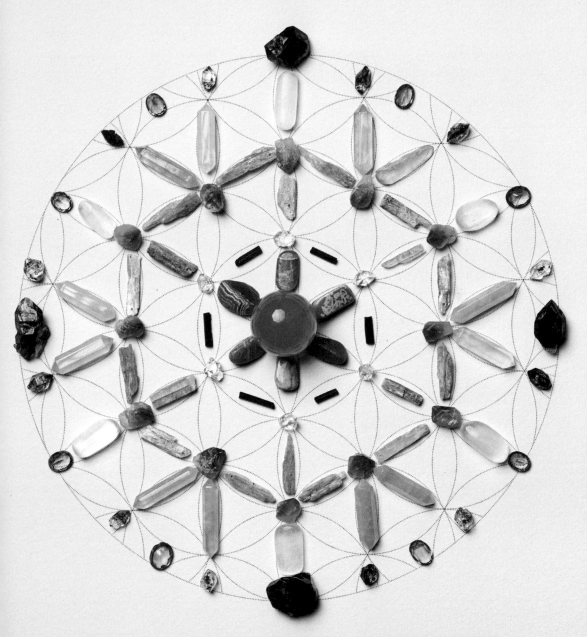

這個安寧水晶陣的中央是一顆粉晶，周圍環繞著菱錳礦；它的外圍是黑碧璽和閃靈鑽。
綠色的圈是藍晶石混雜著紫水晶；它的外圍是粉晶和透石膏。
最外面的圈是用紫水晶和煙晶來固定主要的點。

你需要：

- 範本。
- 足夠的水晶來將你選擇的圖案，排列在水晶陣上（用直覺或探示的方式來選擇你的水晶）。
- 至少一顆固定石（四至六顆最為理想）。
- 拱頂石。

水晶陣設置步驟：

1. 手中拿著水晶，說出你設置水晶陣的目的。
2. 在中心點放上拱頂石，再說一次你設置水晶陣的目的。
3. 在生命之花上創造一個圖案，並在外圈至少放上一顆固定石，但最好是四至六顆（你可以在生命之花的陣形內，創造任何的圖案。舉例來說，如果你覺得正確的話，你可以只排列中間的花朵，也可以將整個外部的花瓣圈全都填滿）。
4. 圍繞著邊緣放上帶來光明的水晶。
5. 將水晶陣留在原地，需要放多久就放多久。如果必要的話，一直放著也沒關係。
6. 撤除水晶陣的時候，只要把水晶移走就可以了，它的能量會在水晶移走後自行消失，因此不需要淨化。

水晶陣配套建議：粉晶、透石膏、菱錳礦、石英、拉長石、藍晶石、暴風眼碧玉（茉蒂碧玉）、煙晶。

喜悅與回春

　　你可以設置喜悅與回春水晶陣，來使日常生活恢復活力，或為社會帶來改變與重生。這個充滿喜悅的水晶陣，顯示出顏色與水晶陣如何產生互動和影響。這次使用的是粉紅色的水晶，而不是安寧水晶陣中的綠色水晶。生命之花能散發喜悅和回春的能量，到能量上已經死亡的區域，這個區域可以是你自己的人生，或社會的某個部分、過度耕種的土壤，甚至整個國家。當社會經歷了損失、震驚或創傷之後，而變得越來越麻木時，這個水晶陣可以幫助它重生。因為它能啟動能量，讓事物繼續前進。此外，在充滿沮喪和絕望的地方，或是當你在職場或社會上遭受到冷漠的對待，這個水晶陣特別有幫助。因為它也能增強人的積極性和完成事情的欲望。這個水晶陣最好是在範本上排列，好讓潛在的幾何與水晶，能連結起來並對外散發能量。

形式：在生命之花的背景上，排列出你在直覺上感覺正確的任何圖案。

使用水晶陣：選一個不受打擾的地方設置水晶陣，然後讓它自行運作。

設置時機：沒有特定的時間。

顏色和背景：木頭、石板或土壤之類能固定和散發能量的材質，有助於回春的能量，將它自己穩固在日常的世界中。亮色的背景有助於散發喜悅。現在市面上已可買到精美的、為特定目的製作的生命之花模板。

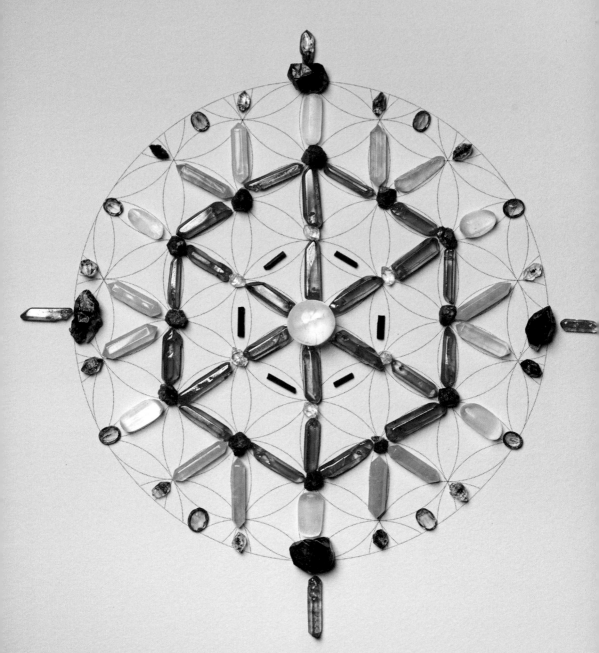

這個喜悅與回春水晶陣的中央，是透石膏球和鍍膜玫瑰光水晶（coated Rose Aura Quartz），它的外圍是黑碧璽和閃靈鑽。玫瑰光的「花瓣」，形成一個夾雜著天然玫瑰榴石（Rhodolite Garnets）的玫瑰光圈。接下來的花瓣圈是由粉晶和透石膏組成的。最外面的圈是用紫水晶、含煙閃靈鑽和雙尖煙晶來固定主要的點，並用玫瑰光水晶柱將能量向外導入社群中。

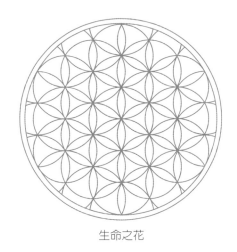

生命之花

你需要：

- 範本。
- 足夠的水晶來排列圖案（用直覺或探示的方式來選擇你的水晶）。
- 至少一顆固定石（四至六顆最為理想）。
- 拱頂石。

水晶陣設置步驟：

1. 手中拿著水晶，說出你設置水晶陣的目的。
2. 在中心點放上拱頂石，再說一次你設置水晶陣的目的。
3. 在拱頂石的周圍創造一個圖案，並在外圈至少放上一顆固定石，但最好是四至六顆。
4. 圍繞著邊緣放上合適的水晶。
5. 將水晶陣留在原地，需要放多久就放多久。如果必要的話，一直放著也沒關係。
6. 撤除水晶陣的時候，只要把水晶移走就可以了。它的能量會在水晶移走後自行消失，因此不需要淨化。

水晶陣配套建議：玫瑰光水晶或紅寶石光水晶、鈷方解石（Cobalto Calcite）、玫瑰榴石、鈷華（Erythrite）、粉晶、透石膏、石英、閃靈鑽、紅色藍晶石、罌粟碧玉、赤鐵礦石英。**固定石：**暴風眼碧玉（茱蒂碧玉）、多色碧玉、煙晶、赤鐵礦、紅燧石。

支持孩子

包含在生命之花裡的生命之果，有助於支持孩子，並透過爲他們創造穩定的環境，來讓他們發揮最高的潛能。這個水晶陣可以根據每個孩子的需要來量身訂作。中間圈的水晶，能加以變化來幫助孩子面對他們所面臨的挑戰，因此這個水晶陣可以長期留在原地。小孩子很喜歡水晶，所以可以主動讓他們自己選擇水晶及設置水晶陣（當然必須在你全程的監督之下進行）。此外，務必將你的水晶陣設置在年幼的孩童碰觸不到的地方。

使用水晶陣：這個水晶陣可以設置在年紀較大或青少年孩子的房間裡，但爲年幼的孩子設置的水晶陣，則必須設置在他們碰觸不到的高處。

設置時機：任何時候皆可設置。然而當孩子面臨各種挑戰，或表現出挑戰的行爲時，這個水晶陣會特別有幫助。

顏色和背景：選擇能爲孩子的挑戰或問題帶來支持與平靜的顏色。舉例來說，如果你的孩子有讀寫的困難，就在淡乳黃色的背景上，設置改善讀寫障礙的水晶陣（因爲研究顯示，讀寫障礙的孩子比較容易閱讀乳黃色紙上的褐色文字）；如果你的孩子遭受校園霸凌，淡粉紅色的底座能柔化那些侵犯的行爲，而淡橙色的底座，則能賦予孩子克服這件事情所需要的勇氣。

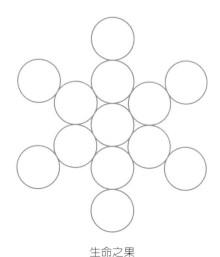

生命之果

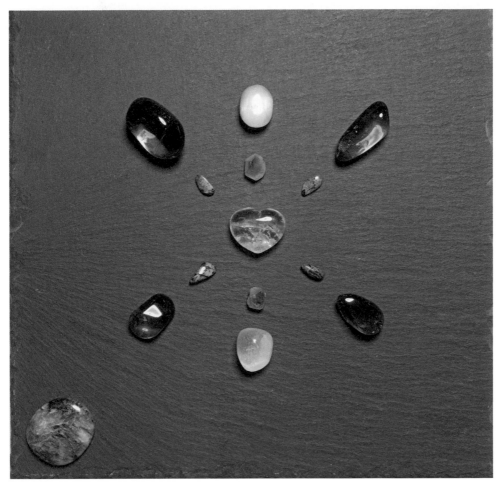

這個生命之果水晶陣是一位在學習閱讀方面有困難的孩子，在不使用背景範本的條件下排列出來的。這孩子選擇心形水晶放在中央來代表他自己，而在心形水晶的周圍，是有助於頭腦清晰的紫水晶，以及作為固定石的蘇紀石。而煙晶和透石膏則具有固定和帶來光明的作用。

你需要：

- 中央的拱頂石來代表你的孩子。
- 六顆用於解決「問題」或帶來平靜的水晶。
- 四顆穩固用的水晶。
- 兩顆帶來光明的水晶。

水晶陣設置步驟：

1. 手中拿著水晶，說出你設置水晶陣的目的。
2. 在中心點放上拱頂石來代表你的孩子。
3. 在拱頂石的周圍放上六顆水晶來幫助處理挑戰或問題（這些水晶可以代表單一或不同的問題，只要你感覺對了就行。不過，藉由設置個別的水晶陣來處理個別的問題，可能會更有效果）。
4. 將四顆穩固用的水晶，分別放在「正方形」的四個角落來固定住水晶陣。
5. 在上方和底部各放一顆帶來光明的水晶。
6. 將水晶陣留在原地直到問題解決，記得要經常淨化水晶陣。

水晶陣配套建議：冰裂紋水晶（Crackle Quartz）、粉紅瑪瑙、恐龍糞化石（Coprolite）、鉻雲母、白紋石、粉晶、藍色白紋石（Turquenite）、硫錳鋅鐵礦（Youngite）。**考試和專注：**橙色藍晶石、螢石、粉晶、綠色東菱玉。**溝通：**藍紋瑪瑙、粉紅瑪瑙、藍色冰裂紋水晶、硫錳鋅鐵礦、漢字石（Chinese Writing Stone）、菊花石（Chrysanthemum Stone）、蘇打石。

自閉症：白雲母（Muscovite）、蘇紀石、紫龍晶、捷克隕石、鉻雲母、蘇打石、青金石、紫水晶、鋰雲母、綠松石。**注意力不足過動症：**鋰雲母、鋰石英、紫鋰輝石（Kunzite）、髮晶。**讀寫障礙：**蘇紀石、藍色冰裂紋水晶、蘇打石、鉻雲母、祖母綠石英、紫水晶。**運動障礙：**黑月光石、蘇紀石、鋰雲母、白雲母、櫻桃水晶。**鬧脾氣：**粉晶、藍紋瑪瑙、白紋石、粉紅冰裂紋水晶、粉紅光水晶。**作噩夢：**綠玉髓、紫水晶、葡萄石（Prehnite）、血石。

和諧的關係

　　魚形橢圓用和諧的關係將人們聚集在一起,但它不是僅限於婚姻或其他的情感關係。事實上,這個水晶陣也可用於同事、朋友、生意夥伴,以及在生活中那些曾經與你發生誤會或需要協調想法的人。

使用水晶陣:每當你想要讓兩個人彼此互利或緩和歧見,就可設置這個水晶陣。

設置時機:沒有特定的時間。

顏色和背景:魚形橢圓在粉紅色的背景下運作良好。當一段關係需要在日常生活而不是在幻想世界中加以穩固時,就可以在石頭或木頭之類的天然材質上,設置這個水晶陣。

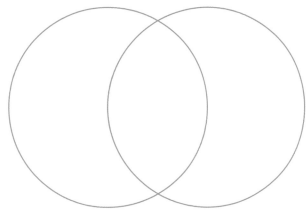

魚形橢圓

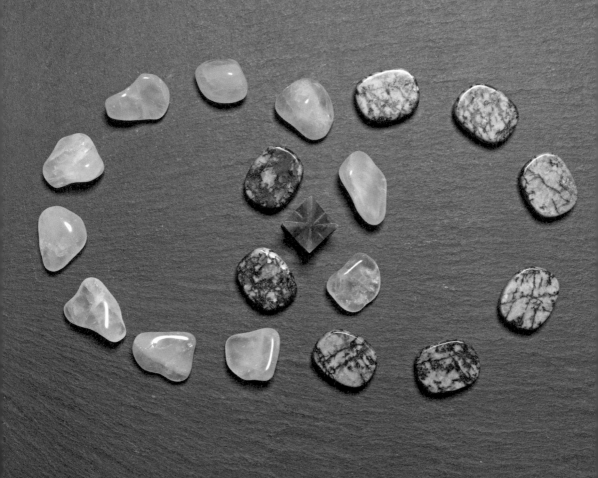

你需要：

- 足夠的水晶來排列兩個圓圈。
- 印度神石或其他合適的拱頂石。

水晶陣設置步驟：

1. 手中拿著水晶，說出你設置水晶陣的目的。
2. 先用水晶排列左邊的圓圈。
3. 接著排列右邊的圓圈（與左邊的圓圈交疊）。
4. 在中心點放上拱頂石，再說一次你設置水晶陣的目的。
5. 將水晶陣留在原地。你覺得需要放多久才能讓關係走上軌道，就放多久，要經常淨化水晶陣。
6. 撤除水晶陣：依排列時的相反順序移除那些水晶，然後淨化它們。

水晶陣配套建議：粉晶、透石膏、煙晶、菱錳礦、薔薇輝石、綠色東菱玉、西瓜碧璽、粉紅和綠色碧璽、綠松石、印度神石、雙生火焰（從同一個基底冒出的兩根緊靠在一起的水晶）。

粉晶和薔薇輝石的圓圈圍住
一顆綠色東菱玉的梅爾卡巴
拱頂石，為成熟的伴侶關係
恢復無條件的愛。

針對特定的人

　　水晶陣能用來傳送遠距的療癒，或支持的能量給特定的某個人。此時，水晶陣可以設置在那個人的名字或照片上。具有療癒和淨化作用的水晶，這兩者的結合，能確保療癒的能量，可以溫和的平衡那個人的能量場。

使用水晶陣：這個水晶陣必須在當事人的同意下才能設置。如果當事人已病入膏肓或無法取得聯繫，那麼就問問看這個治療，是否能爲當事人帶來最高的利益，但仍必須是在合適的狀況下才能這樣做（若你不確定合不合適，就用探示的方式取得答案）。

設置時機：沒有特定的時間。

顏色和背景：藍色是傳統的治療色。

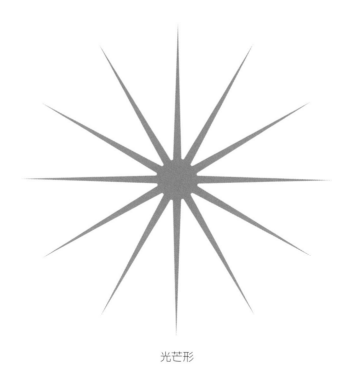

光芒形

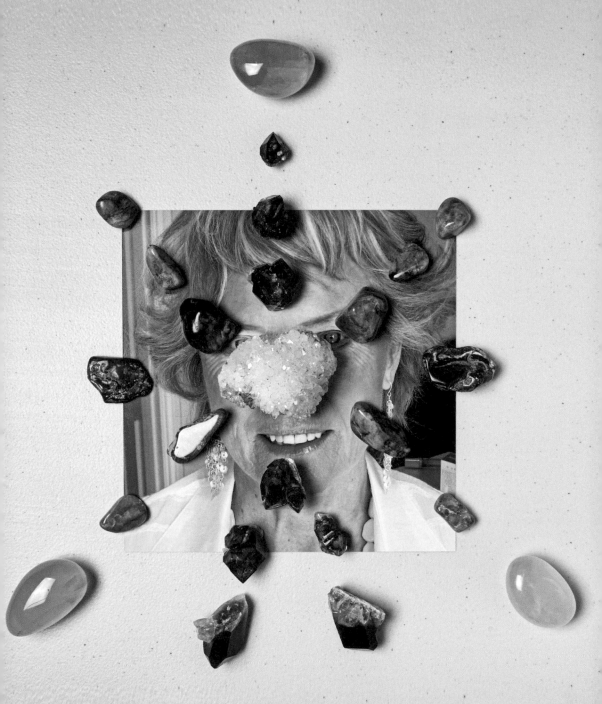

由煙晶、治療天使石、暴風眼碧玉（茱蒂碧玉）和粉晶，所組成的光芒形，
圍繞著彩虹水晶™的拱頂石，傳送持續性的療癒和支持的能量給某位好友。

你需要：

- 足夠的具有療癒和淨化作用的水晶來排列光芒形。
- 適合該狀況或需求的拱頂石。

水晶陣設置步驟：

1. 手中拿著水晶，說出你設置水晶陣的目的，也就是說，這個合適的療癒能量，會以最好的方式流到當事人（加入名字）的身上。
2. 在當事人的名字或照片的中央放上一顆拱頂石。
3. 交替排列淨化的水晶列（若水晶有尖端則尖端朝外）和療癒的水晶列（若水晶有尖端則尖端朝內）。
4. 用你心念的力量來啓動水晶陣，看著它開始淨化和打通阻塞的能量，將當事人帶回到平衡的狀態（但不要自己也順便插一腳，因爲它的能量必須發送到當事人的身上）。如果當事人很不穩固，必要時可使用具有穩固作用的水晶排列外護（你可以用直覺或探示的方式，來了解狀況是否如此）。
5. 將水晶陣留在原地，需要放多久就放多久，或是放到問題解決爲止。當你準備好，即可撤除水晶陣。

水晶陣配套建議：具有淨化作用的水晶：煙晶、黑碧璽、次石墨。具有療癒作用的水晶：治療天使石、血石、成爲之石、紫水晶、石英、斜發沸石、含鈉沸石的鈣沸石（Scolecite with Natrolite）。

療癒祖先

　　凱爾特生命之樹是療癒祖先或傳送療癒的能量，是給後代的最佳陣式，它能使水晶的能量深入到家族和身體的細胞之間，從而打破舊有的模式、關閉細微的DNA中那些有害的能量潛能，並打開有益的能量潛能。

使用水晶陣：如果你承襲了先人的家族和世代之間的創傷、有害的情緒或根深柢固的模式時，就可使用這個水晶陣。它可以擺設在你的身體上或身體的周圍，用你的身體來代替祖先和後代。

設置時機：在晦月那一天設置這個水晶陣，然後將它一直放到滿月效果會特別好。如果有適當的照顧和經常的淨化，你也可以在冬至設置這個水晶陣，然後將它一直放到夏至。

顏色和背景：綠色的布和木頭或石頭之類的天然材質。

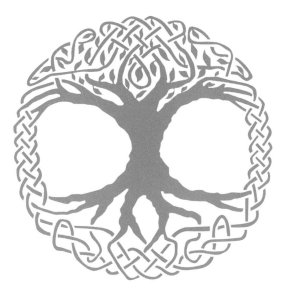

凱爾特生命之樹

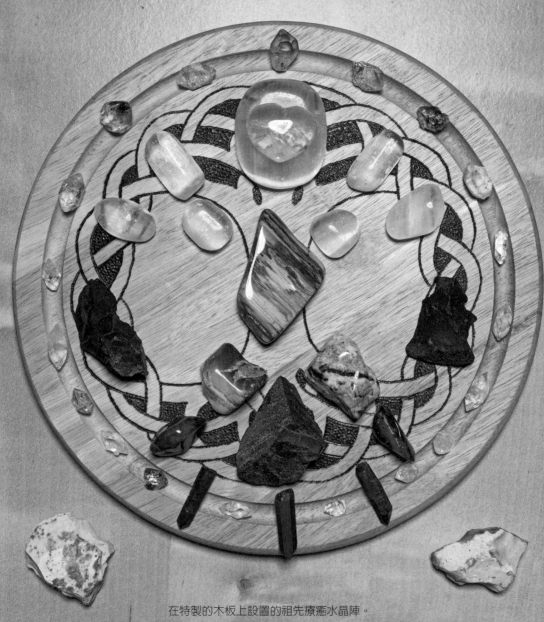

在特製的木板上設置的祖先療癒水晶陣。
祖先石放置在底部和兩側來淨化祖先的根源，並帶來靈魂的學習。
暴風眼碧玉（茱蒂碧玉）穩固拱頂石木化石，煙晶將有害的能量釋放到水晶陣下方的固定石燧石中。
透石膏和閃靈鑽把光明注入到後代，並透過家族世系將光明散發回來。

你需要：

• 足夠的水晶來排列樹幹和底部（代表此生的家庭）。

• 足夠的祖先石或具有穩固和解毒作用的水晶來排列樹根（代表祖先）。

• 足夠的帶來光明的水晶來排列樹枝（代表後代）。

• 拱頂石。

水晶陣設置步驟：

1. 手中拿著水晶，說出你設置水晶陣的目的。

2. 在樹幹的位置放上合適的水晶來代表此生的家庭。

3. 在樹根的位置放上祖先石、具有穩固和解毒作用的水晶或固定石。

4. 在樹枝的位置放上帶來光明的水晶來代表後代。

5. 在樹幹的底部放一顆固定石，並在其上方放一顆拱頂石。

6. 用心念的力量來啓動水晶陣（不必將它連結起來），將療癒的能量傳送給過去的祖先和未來的後代。

7. 撤除水晶陣：依排列時的相反順序移除水晶（不必使用聲音或淨化精華液來撤除這個特殊的水晶陣。甚至在撤除之後，還可以讓它的能量繼續運作）。

水晶陣配套建議：祖先石、布蘭登堡紫水晶、生命搖籃石、自由石、星雲碧玉、凱爾特石英、木化石、普萊斯里青石（Preseli Bluestone）、疊層石（Stromatolite）、纖蛇紋石（Chrysotile）、藍線石、透石膏、透鋰長石、來自祖先故土的水晶。

改善狀況

　　如同塔羅牌的三牌陣一樣，你也可以使用三螺旋的陣式。這種陣式強調及療癒的不僅是目前的狀況，同時也包括它的起因。在這個水晶陣中，右下方的螺旋代表目前的狀況，左下方的螺旋揭露及療癒這個狀況的潛在原因，上方的螺旋則確保有益的結果。它可以用來療癒家族的裂痕、改善工作狀況、促進友誼或利益廣大的世界。

使用水晶陣：用這個水晶陣來協助任何需要療癒和解決的狀況。

設置時機：任何時候皆可設置。但如果在晦月設置右方的螺旋形，在新月設置左方的螺旋形，在滿月設置上方的螺旋形，那麼這種水晶陣將會特別有力量。將這個水晶陣留在原地直到下一個晦月，留至狀況解決為止。

顏色和背景：根據相關的狀況類型，來選擇合適的顏色和背景。你也可以用直覺或探示的方式決定顏色和背景。

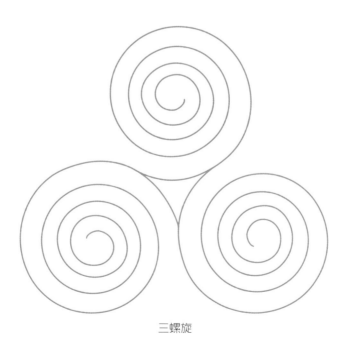

三螺旋

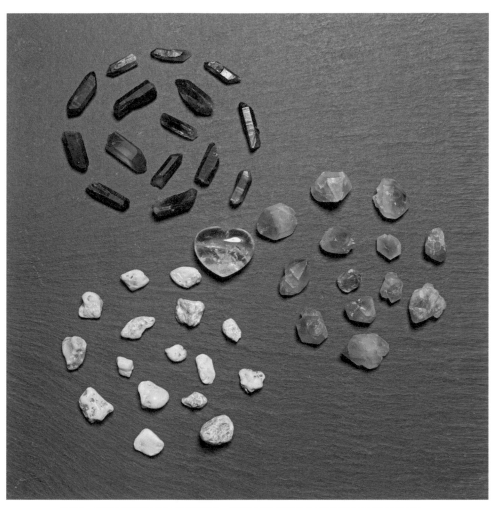

煙晶、綠松石和紫水晶的螺旋形，圍繞著心形石英來療癒缺乏溝通的狀況，
該狀況起因於核心問題的誤解及不同觀點的爭執。

你需要：

- 範本。
- 足夠的水晶來排列各個螺旋形。
- 拱頂石。

水晶陣設置步驟：

1. 手中拿著水晶，說出你設置水晶陣的目的。
2. 由螺旋的中央向外排列右方的螺旋形，有尖端的水晶必須從中央朝外排列。
3. 用心念的力量將水晶連接起來，從螺旋形的中央連接到三螺旋的中心點。
4. 在中心點放上拱頂石，再說一次你設置水晶陣的目的。
5. 淨化水晶陣（但將它留在原地，以便後續加上水晶陣的其他螺旋形）。在合適的時間依序加上左方和上方的螺旋形，並且每次都要連結到水晶陣中心點的拱頂石。
6. 將水晶陣留在原地直到撤除為止，記得要經常淨化它。

水晶陣配套建議：解決衝突：精靈水晶、骨幹水晶、玉髓、矽孔雀石、綠瑪瑙、翡翠、圖畫碧玉、葡萄石、粉晶、印度神石、髮晶或電氣石英（Tourminalated Quartz）、草莓水晶、藍碧璽（Indicolite）、西瓜碧璽。**淨化：**次石墨、煙晶、黑碧璽、赤鐵礦。**帶來光明：**彩虹水晶™、透鋰長石、矽鈹石、透石膏。

災後重建

六星形的陣式有極強的穩定力量，因此特別適用於地球的區域性環境劇變，例如地震或海嘯。將這個水晶陣設置在地圖上，它便能促進該區域的再平衡和療癒。由於它是淨化和轉化的水晶陣，因此能幫助那些發生過歷史創傷的地方（例如集中營的地點或其他發生過種族清洗的地方），或如同亞馬遜雨林的土地淨化。

使用水晶陣： 把水晶陣設置在不受打擾的地方，並將它留在原地直到狀況解決。

設置時機： 只要當地的環境發生劇變，或想幫助全球發生相同狀況的任何地方，就可在地圖上設置這個水晶陣。

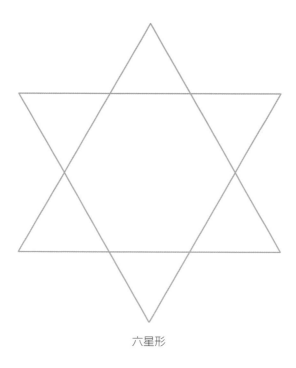

六星形

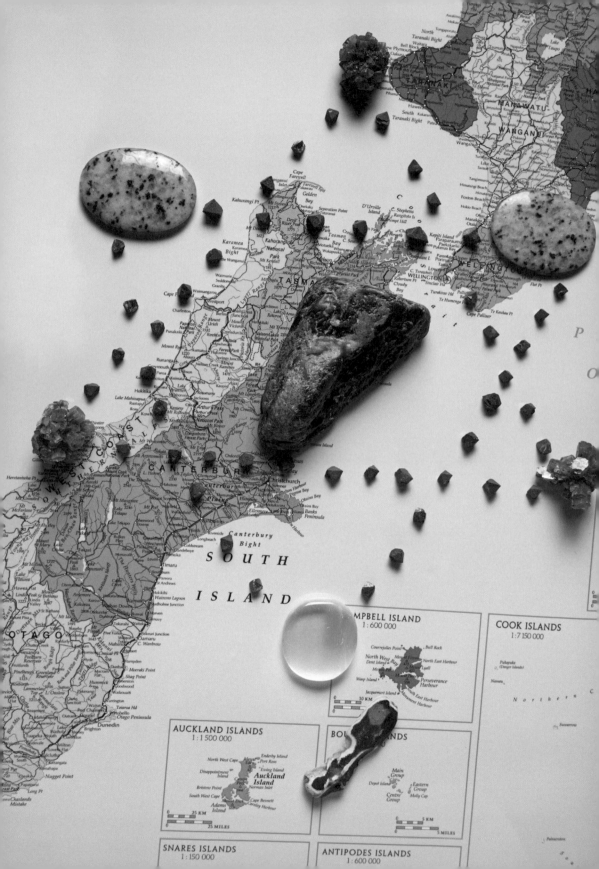

你需要：

- 三顆淨化用的水晶。
- 三顆地球療癒或帶來光明的水晶。
- 拱頂石。
- 固定石。
- 額外的水晶（如果必要的話）。

水晶陣設置步驟：

1. 手中拿著水晶，說出你設置水晶陣的目的。
2. 先用淨化用的水晶排成尖端朝上的三角形。
3. 接著用地球療癒或帶來光明的水晶排成尖端朝下的三角形。
4. 在中心點放上拱頂石，再說一次你設置水晶陣的目的。
5. 必要時，加上固定石。用直覺或探示的方式來決定是否必要，以及應該使用哪一種水晶。
6. 經常淨化水晶。必要時，可替換或增加水晶。將水晶陣留在原地，直到狀況解決為止。
7. 撤除水晶陣：依排列時的相反順序移除水晶（不必使用聲音或淨化精華液，來撤除這個特殊的水晶陣。甚至在撤除後，還可以讓它的能量繼續運作）。

水晶陣配套建議：彩虹水晶™、霰石、翡翠、獼猴桃碧玉、磁鐵礦（Magnetite）、煙晶、硼鈹鋁鉍石、粉晶、石英、透石膏、含紅寶石的藍晶石或黝簾石（Zoisite）、赤鐵礦、當地的礦石。

二○一六年紐西蘭基督城再次發生嚴重地震後，在地圖上的該區域放一顆來自當地綠石步道（Greenstone trail）的紐西蘭玉（Pounamou Jade）作為拱頂石，並以它為中心用硼鈹鋁鉍石排列成穩固大地的水晶陣。獼猴桃碧玉（Kiwi Jasper）和透石膏，為受到精神創傷的居民帶來安慰和光明，霰石花（Aragonite sputniks）則穩定住受創的土地。

附錄：43種常用礦石介紹

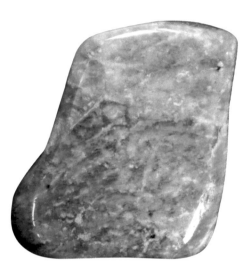

天河石

天河石能防止身體受到微輻射和電磁頻率的影響，其中包括會對敏感的人造成免疫系統弱化的無線網路。此外，天河石也能讓精微體的神經系統與肉體的神經系統保持一致，並緩解抽搐的症狀。

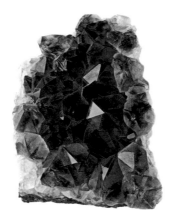

紫水晶

紫水晶能打開第三眼,並使靈視的能力更加清晰。它能
為靜心和多維度的探索創造安全的神聖空間,從而淨化
你的心靈、為你的開悟助一臂之力。紫水晶能使你遠離
有害的存有(entities)、念相(thought forms)和心智
結構,從而消除那些使你無法體驗真正的實相的幻覺。
此外,它也能幫助你將夢想的新世界化為現實。

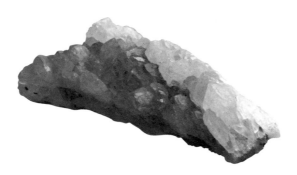

彩虹水晶™

彩虹水晶™具有極高的振動頻率,它能引入宇宙的智
慧,並連結天人和大天使。

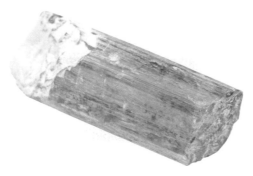

海藍寶

海藍寶能幫助你放下心智結構和潛藏的情感狀態,它提醒你,向前走是生命的法則。因為靈魂必須按照它在轉世前所設定的人生道路來使自己進化。

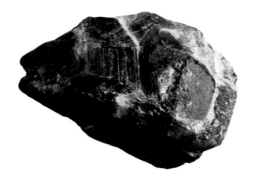

靈光水晶

這個具有極高振動頻率的多層次水晶,能為你帶來深度的平靜與清晰度,同時也包括歷代以來的智慧

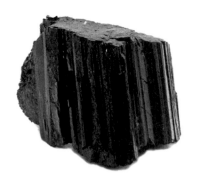

黑碧璽

大多數的黑碧璽都含有鐵，因此它有很強大的保護力。一般來說，以鐵為基礎的礦石，遇到負能量時會反射不定，但由於碧璽的特殊內部結構，它能將負能量捕捉到它的內部。你可以在自家的周圍，用它來設置水晶陣以形成保護的屏障，從而將所有負面的東西和有害的能量阻絕於外。

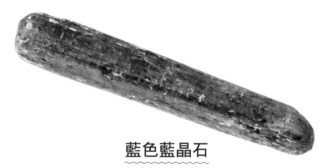

藍色藍晶石

寧靜的藍色藍晶石，是少數幾個不會存留負能量的水晶（但它還是必須淨化）。它的高振動頻率能迅速傳送能量，並創造新的能量通道和神經路徑，如同全能的橋梁一般。此外，它也能開啟超自然的能力，以及啟動高等脈輪來使它們與精微體保持一致。

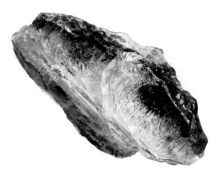

布蘭登堡紫水晶

布藍登堡紫水晶，能帶來深度的靈魂療癒和寬恕，它是移除植入物、附著物、靈魂附體或心智影響力的最佳工具，同時也是轉化和變遷的最佳礦石。

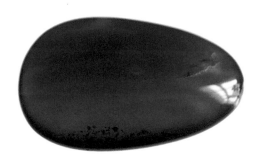

光玉髓

光玉髓能促進勇氣和行動，它使人恢復幹勁，讓靈魂體（soul body）充滿能量，並協助人們將夢想化為現實。有了這顆水晶，你便能施展那澈底改變塵世的強大魔法。舉例來說，你可以用它來順利獲得你其實並不符合資格的夢想工作。

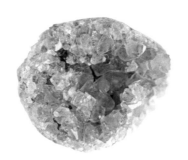

天青石

作為主要的天使連結者，天青石能促進天眼通、夢境回憶和出體旅行，它教導你如何信任宇宙的無窮智慧。作為解決衝突的水晶，它能在你緊張不安時為你帶來平衡。

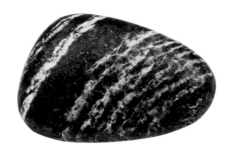

纖蛇紋石

纖蛇紋石將你連結上歷代的知識，這顆礦石能幫助你清除過去的殘片，來顯現你最核心的大我。此外，它也會在乙太體的藍圖上起作用，以修正那些可能顯現為疾病的能量失衡和堵塞。必須注意的是，其石棉的成分具有致癌性，因此只能使用滾圓的纖蛇紋石。

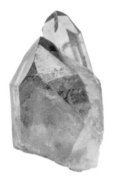

黃水晶

黃水晶能賦予你顯化自己的實相的能量，並吸引來你所需要的一切。它使你的身體充滿精力，並活化你的免疫系統。它能促進能量流動與平衡賀爾蒙，因此有助於退化性疾病的改善。

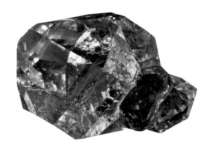

白閃靈鑽（Clear Herkimer Diamond）

閃靈鑽能改變你看世界的方式，它幫助你在這具身體裡建立新的神經路徑 —— 這些路徑與光明身（lightbody）和一切萬有（All That Is）連結在一起 —— 使你能在地球上顯化你的靈性潛能。閃靈鑽帶你了解更高的實相，並加快你靈性成長的腳步，使你在存在的每個層面都能變得一致。

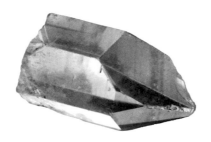

白水晶

白水晶於存在的多維度層面起作用，它能產生電磁及消除靜電，因此是極為有力的療癒工具和能量擴大器。

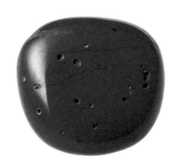

珊瑚

珊瑚並不是水晶，但它充滿強大的「氣」，特別是紅珊瑚。它是活的有機體，因此必須審慎的使用。傳統上，它是用來幫助改善血液和循環系統的問題，以及增進生命力。注意：珊瑚是瀕危的物種，請務必確保你購買的不是來自活體珊瑚。

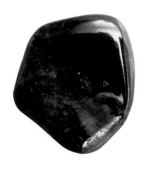

生命搖籃石

生命搖籃石，是來自首次發現人類祖先遺骨的洞穴，因此它能帶你回到本源和根本，它輸入更新的、更適當的模式，來重建你的自我感。

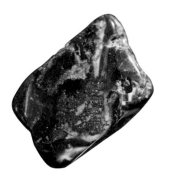

暴風眼碧玉（茱蒂碧玉）

暴風眼碧玉賦予你關鍵的穩定性，從而使你能平靜的度過改變和難關。它提醒你，整個大方向永遠都在變化，讓你能客觀的看見你的行為如何影響結果。這個礦石能深入的培養你與外在世界互動的自我價值感。

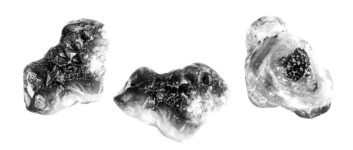

火瑪瑙

火瑪瑙促進意識的進化，它能清理乙太體的堵塞及活化氣場。火瑪瑙與地球有很深的連結，其能量能帶來平靜與安全感。

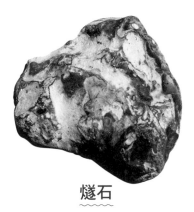

燧石

燧石有助於化解毒害和消除疼痛，而它在情感、心理和能量層面的療癒力量，更勝於肉體的層面。用譬喻來說，它就像刀子一樣，能切除阻礙、前世的關係和過多的脈輪連結。燧石帶你深入自己，揭露並澈底改變那些使你消沉的潛在原因，它幫助你認識到陰影所帶來的禮物。它創造關鍵的穩定性，並重建那些儲存於細胞中的信息。藉由切除所有對你不再有用的一切，它使你從過去中解脫。

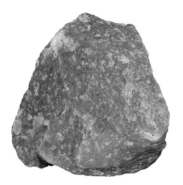

綠色東菱玉

綠色東菱玉能保護脾輪（spleen chakra）不受能量吸血鬼的危害，並防止電磁場的污染。它會帶給你勇氣和鼓勵，是你在舒適圈外的最佳陪伴者。

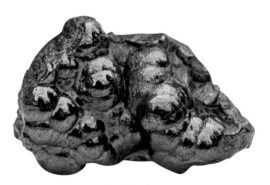

赤鐵礦

這個力量強大的礦石，可用於前世關於戰爭、創傷和殺戮的療癒。此外，它也有助於克服那些根植於情感的渴望，或未滿足的欲望的迷戀。在出體旅行或做完靈性工作之後，可手握赤鐵礦來讓靈魂穩固的回到身體。

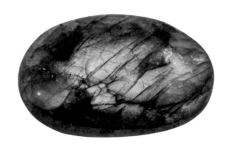

拉長石

拉長石能在你與外在世界之間建立一道保護牆，它能激發超自然的天賦，從而進入多維度空間的世界來與靈界接觸。

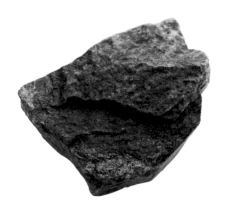

青金石

青金石是達到靈性成就的一把鑰匙，它能提高夢的工作（dreamwork）和超自然的能力，並促進靈性的旅程及激發個人和靈性的力量。青金石能澈底轉化心智和情感的障礙，從而讓你的靈魂盡情的展現它自己。

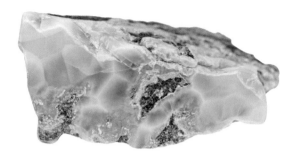

海紋石

寧靜的藍色海紋石,使你擺脫自我設限,並透過看見眞相而獲得平靜感。它能用於多維度空間和細胞層面的工作,也能促進心輪和高等脈輪的運作。

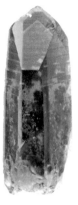

列穆尼亞種子水晶

列穆尼亞種子水晶,是極爲有效的水晶陣連結物和啓動器,其超高的振動頻率有助於地球的進化,它含藏許多的知識,其中也包括古代的列穆尼亞。

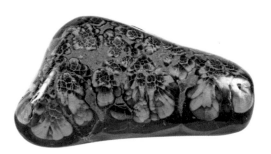

孔雀石

孔雀石是強大的內在轉化和靈魂淨化的礦石，它會無情的揭露，在你靈性進化之前那些必須消除的人格缺陷、不再適用的模式、阻礙和關係。它要求你為自己的思想、感受和行動負責，因此它是淨化你的業力和靈魂的最佳礦石，並且能啟動你的靈魂目標。

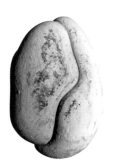

矽乳石

矽乳石是女性各種成長階段的最佳陪伴礦石，並且能有利於懷孕及幫助生產。它能保持賀爾蒙的平衡，以及消除對死亡的恐懼。

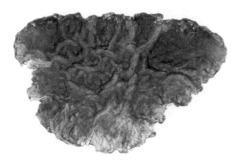

捷克隕石

捷克隕石結合了天與地，因為它是來自外太空的隕石與它掉落的地面結合的產物。這個高振動頻率的水晶，連接了「上」和「下」，因此能取用阿卡西紀錄和一切萬有（源頭能量）。

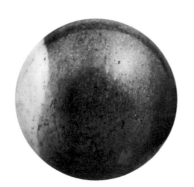

矽化陶石

矽化陶石是珊瑚的最佳替代品，這個力量強大的水晶能為身體注入活力，並且會根據需要來抑制（黃色）或強化（紅色）免疫系統。

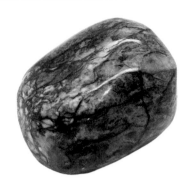

彼得石

彼得石是促進「實踐你的真相」的礦石，它能用於靈視的請求或薩滿旅程（shamanic journey），並能觸及高等的意識狀態。它能移除他人加諸於你的制約，並將你連接到你的內在指引。

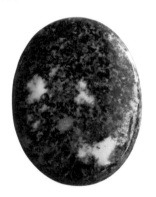

普萊斯里青石

普萊斯里青石具有強大的磁性，它能提供內在的羅盤來為你指出道路。它可以把療癒的能量穩固在地球或身體裡，並且是化解電磁場毒害的強大礦石。

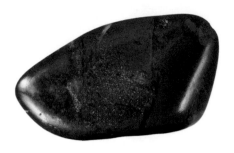

紅碧玉

充滿勇氣的紅碧玉與海底輪連結，它帶給身體生命力，使人活力充沛又樂觀。它能重新補滿失去的能量，並激發整個水晶陣的能量。

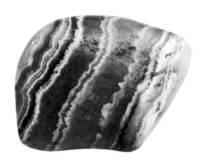

菱錳礦

具有療癒作用的「愛之寶石」菱錳礦，它能鼓勵情感的表達和對過往之事的寬恕。這個充滿惻隱之心的礦石，能將愛吸引到你身上，並讓那些孤單的人獲得安慰。

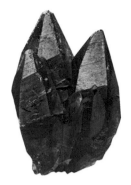

玫瑰光水晶（Rose Aura Quartz）

玫瑰光水晶能澈底改變——那些根深柢固的對自我價值
的懷疑，並賜予你無條件的愛的天賦，而且能與宇宙之
愛建立強大的連結。

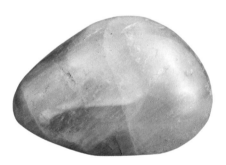

粉晶

粉晶能療癒情感並澈底改變你與自己和他人的關係，從
而帶來愛與和諧。這個保護氣場和心輪的水晶，能將愛
的頻率帶進你的心和精微的乙太體中。在超自然的層
面，粉晶能激發第三眼和增強水晶球占卜的力量，以及
開啓天眼通來看見那些最微細層次的指引。

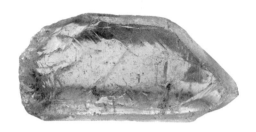

透石膏

透石膏能讀取天使的意識，並爲它所接觸的任何東西帶來神聖的光明。此外，它也是情感能量的強大轉化器，能排放掉那些源自於身心疾病和情感障礙的核心感受。

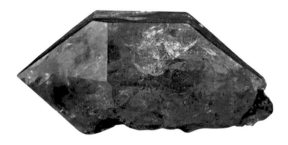

含煙閃靈鑽（Smoky Herkimer Diamond）

具有高振動頻率的含煙閃靈鑽，是極佳的心靈淨化工具，並且能防禦電磁和地場的污染。

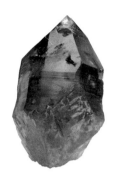

煙晶

這個多用途的水晶具有石英的潛在特性，它能作用在腎臟及其他排毒的器官，而將身體的毒素排除出去。煙晶也是重新平衡身體的極佳穩固石，它能加強潛在的核心穩定性，並避免治療的危機發生。在療癒的水晶陣中，煙晶能將不和諧的環境能量吸收掉。當煙晶的尖端朝外時，它能澈底改變負能量，並引入療癒的光明。

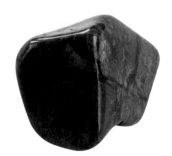

蘇紀石

溫和的蘇紀石是天然的鎮靜劑，它能幫助那些不適應環境的人，尤其是小孩子。它能防範霸凌，並且有助於增進閱讀能力。

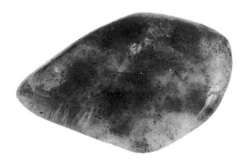

太陽石

太陽石具有強大的激發能量的力量，它能將太陽的光明注入到某個區域或身體中，使它立刻恢復活力。太陽石在冬季那些陰鬱的日子特別管用，並且可以用來吸引豐盛。

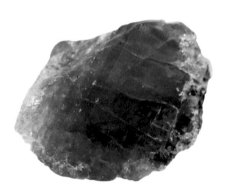

丹泉石

高振動頻率的丹泉石，能促進意識狀態的改變，並激發超自然的能力與大天使和揚昇大師連結。它能加快靈性的成長，並從阿卡西紀錄下載信息，來解除那些過時的業力不適（karmic dis-ease）。

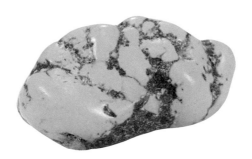

綠松石

綠松石能探索前世來找出你的烈士心態（martyred attitude），或自我毀滅的主要根源。如果你是悲觀的人，它會教你把焦點放在解決的方法上，而不是著眼於問題或過去。這個礦石能消除負面的信念模式，及移除有害的能量，並且提醒你：你是以人的形式在進行學習的靈性生命。

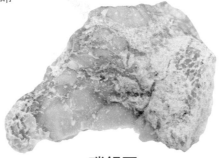

磷鋁石

磷鋁石有助於探索前世。它能在你深入某一世的感受時，促進視覺影像的浮現，並激發你的洞見，幫助你重構各種情況。這個礦石能使你走出深深的絕望，並信任宇宙的安排。

名詞解釋

弧形（Arc）

一個圓的圓周的一段，或是一個彎曲的軌線。此外，弧形也可以是跨過電路的間隙或兩個電極（或水晶）之間明亮的持續性放電或能量。

占星元素與三方宮
（Astrological elements and triplicities）

十二星座可分成四個等邊三角形，每個三角形有三個星座同屬一個元素：火象元素，代表靈性和創造；風象元素，代表靈感和想法；土象元素，代表實際和穩固；水象元素，代表情感和直覺。每個元素組的星座又分成三種型：開創型、固定型、變動型。例如，土象元素三角形中的金牛座是固定型，處女座是變動型，魔羯座是開創型。開創、固定和變動顯示出，能量和變化是多麼容易又迅速的在一個星座中流動。「開創」是起始的能量；「固定」是鞏固的力量；「變動」指的是適應和隨順的能力。因此，十二星座的第一個三方宮是火象元素組，其中的牡羊座是開創型，獅子座是固定型，射手座是變動型。

不適（Dis-ease）

一種因不和諧的環境、有害的情緒或根深柢固的思維模式，所引起的能量失調狀態。若不加以療癒，可能會導致身體或精神上的紛亂。

電磁霧霾
（Electromagnetic smog/EMFs）

一種由電纜或電器設備所產生的細微但可偵測的電磁場，它會對敏感的人造成不良的影響。

地場壓力（Geopathic stress）

因地磁頻率和地球能量的紛亂，而對身體健康造成不良的影響。地下水、採礦或建築工事、自然或人為的電磁流，或者附近有能量線（dragon lines）通過，都可能造成地場壓力。

穩固（Grounded）

穩固是指你完全處於這個肉身而心無旁鶩，牢牢的著眼於眼前的這一刻。它能帶給你一種輕鬆的確定性和自我主宰的感覺。你能意識到地球並與之聯繫，在日常的世界中務實的生活，但在必要時也能擴及靈性的意識。

正向的DNA潛能
（Positive DNA potential）

目前發現，我們有百分之九十七的DNA是「沒有功能」的。然而所謂的「垃圾DNA」研究卻顯示，這些DNA其實含藏著個人的創傷和世代傳承的記憶，從而影響我們的業力藍圖和精微的能量場。這更是嚴重的影響到我們的健康、幸福和發展。不過好消息是，我們具有關閉這陳舊的有害基因編碼（包括祖先的遺傳）的潛力，並且能打開有益的基因碼而帶來身體、心智和情感方面的改變，就如同電腦的隨機存取記憶體升級一樣，能瓦解並移除那些過時的程式和先前的程式殘餘物。

病態建築症候群
（Sick-building syndrome）

一種由於建築物的空氣污染、通風不良、過多的靜電、電磁霧霾、地場壓力或相關問題所造成的症狀，患者可能會出現注意力不集中、頭痛、胸腔和皮膚方面的問題、噁心、全身無力和頭暈目眩。

不穩固（Ungrounded）

不穩固是穩固的反面。當一個人不穩固時，僅有很小的一部分立足於這個肉身，與世事和日常的現實失去關聯，人也會變得不切實際、腦袋空空、健忘、漫不經心和思想凌亂。此外，人也會覺得沒有安全感、缺乏控制，並且可能有嚴重的焦慮。

參考資源

茱蒂・霍爾出版著作：

- 《超強水晶一百零一種》
  （*101 Power Crystals*）
- 《水晶聖經》（*The Crystal Bible*）
  一至三集
- 《水晶指南》（*The Crystal Companion*）
- 《水晶體驗：一本書包辦的水晶工作室》
  （*The Crystal Experience : Your Complete
  Crystal Workshop in a Book*）
- 《水晶處方籤》（*Crystal Prescriptions*）
  一至六集
- 《水晶智慧療癒神諭卡》
  （*The Crystal Wisdom Healing Oracle*）
- 《水晶與聖地》（*Crystals and Sacred Sites*）
- 《大地的祝福》（*Earth Blessings*）
- 《水晶百科全書》
  （*The Encyclopedia of Crystals*）
- 《美好的頻率》（*Good Vibrations*）
- 《茱蒂・霍爾的通靈養成書》
  （*Judy Hall's Book of Psychic Development*）
- 《改變人生的水晶》
  （*Life-Changing Crystals*）
- 《通靈的自我保護》
  （*Psychic Self-Protection*）
- 《使你更有力量的水晶》
  （*Crystals to Empower You*）
- 《水晶之愛》（*Crystal Love*）

水晶淨化和加持噴劑：

- **Crystal Balance**：
  www.crystalbalance.co.uk
- **Green Man Shop**：
  www.greenmanshop.co.uk
- **Krystal Love**：
  www.krystallove.com.au
- **Petaltone Essences**（英國）：
  www.petaltone.co.uk
- **Petaltone Essences**（美國）：
  www.petaltoneusa.com
- **Petaltone Essences**（日本）：
  www.petaltone-japan.com
- **Spiritual Planet**：
  www.spiritualplanet.co.uk

水晶：

- **Exquisite Crystals**：
  www.exquisitecrystals.com
  約翰・凡・瑞斯（John van Rees）
- **Astrologywise**：
  www.astrologywise.co.uk
  茱蒂・霍爾（Judy Hall）

致謝

感謝麥可·伊拉斯（Michael Illas）在拍攝這些水晶和陣式時所表現出來的專業、細心和敏感度，感謝工作坊的所有參與者，這些年來協助地球的療癒和水晶陣的工作，我從他們的身上學習到許多。此外，我要特別感謝尤莉亞·蘇尼娜（Yulia Surnina）協助我設置水晶陣及整理我的水晶寶庫。同時也謝謝梅根·巴克雷（Megan Buckley）。

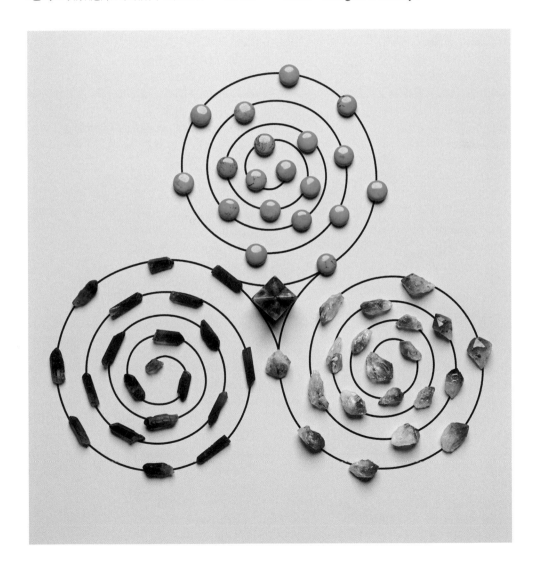

中英譯詞對照一覽表

【A】

arc　弧形
aura　氣場
anchor　(v.)固定；(n.)固定石
assertiveness　自信
amorphous　非結晶質的
Anandalite™　彩虹水晶™
Amethyst　紫水晶
Aragonite　霰石
Aragonite sputniks　霰石花
Aurora Quartz　極光水晶
Apophyllite　魚眼石
Azurite　石青（藍銅礦）
Amazonite　天河石
Auralite 23　靈光水晶
Ancestralite　祖先石
Ajoite in Shattukite　青銅石藍矽銅礦
ADHD　注意力不足過動症
Bath Spa University　巴斯思巴大學
Aquamarine　海藍寶
Akashic record　阿卡西紀錄
Ascended Masters　揚昇大師

【B】

base chakra　海底輪
Black Tourmaline　黑碧璽
Black Moonstone　黑月光石
Boji Stones　薩滿魔石
Brown Carnelian　棕色光玉髓
Bloodstone　血石
Bytownite　倍長石
Blue Lace Agate　藍紋瑪瑙
Blue Kyanite　藍色藍晶石
Bumble Bee Jasper　大黃蜂瑪瑙

【C】

crystal grid　水晶陣
crystal vibration　水晶頻率
conjunction　連接物

centeredness　歸於中心
causal vortex　業漩
cubic　立方
cube　立體方塊
cluster　晶簇
Carnelian　光玉髓
Citrine　黃水晶
Calcite　方解石
Chlorite Quartz　綠泥石英
Celtic Quartz　凱爾特石英
Clear Quartz　白水晶
crystal oversouls, the　水晶之靈
conception　構思（或懷孕）
completion　圓滿
Cradle of life (Humankind)　生命搖籃石（人類）
Clear Calcite　冰洲石
Charoite　紫龍晶
Chalcedony Tears　玉髓之淚
Citrine　黃水晶
coated Rose Aura Quartz　鍍膜玫瑰光水晶
Cobalto Calcite　鈷方解石
Crackle Quartz　冰裂紋水晶
Coprolite　恐龍糞化石
Chinese Writing Stone　漢字石
Chrysanthemum Stone　菊花石
Chrysoprase　綠玉髓
Chrysotile　纖蛇紋石
Chrysocolla　矽孔雀石
cardinal　開創
Celestite　天青石
clairvoyance　天眼通

【D】

delineating　劃分
dis-ease　不適
dowse　探示
Danburite　賽黃晶
Druidic belief　德魯伊信仰
Dumortierite　藍線石

double terminated　雙尖
dyslexia　讀寫障礙
dyspraxia　運動障礙
Dendritic Agate　樹枝瑪瑙

【E】
elements, the　大自然的力量
electromagnetic smog　電磁霧霾
entrain　同步化
earthing　接地
elestial　骨幹水晶
Emerald　祖母綠
energetic cacophony　能量的雜音
Eye of the Storm　暴風眼碧玉
energizing　激發能量
Eternal, the　永生之主
earthplane　地層
Eudialyte　異性石
Erythrite　鈷華
entities　存有

【F】
flow of information　信息流
flint　燧石
Fuchsite　鉻雲母
Freedom Stone　自由石
Fluorite　螢石
Fire Agate　火瑪瑙
Fruit of Life　生命之果

【G】
grid-kit　水晶陣配套元件
ground　(v.)穩固
granite　花崗石
Green Aventurine　綠色東菱玉
Green Tourmaline　綠碧璽
Garnet　石榴石
Goldstone　金砂石
Golden Healer　黃金療癒者
Golden Azeztulite　黃金阿賽斯特萊石
geopathic stress　地場壓力
Gaia gateway chakra　蓋亞門戶脈輪
Gunky Green Ridge　岡奇綠脊石

【H】
harmonic resonance　和諧共振
harmonize　協調一致
hexagonal　六方
hexagram, hexagon　六星形
Hematite　赤鐵礦
Hematite Quartz　赤鐵礦石英
Herkimer Diamond　閃靈鑽
Halite　岩鹽
highest good of all, the　萬物的至善
higher presence　高等的存在
higher heart chakra　高等心輪
heart-shaped mount　心形套框
Howlite　白紋石

【I】
inner lattice structure　內部晶格結構
inner sight　內在之所見
ill at ease　不安
internal facets　內部切面
isometric　等軸
Imperial Topaz　帝王玉
isosceles triangle　等腰三角形
Indicolite Quartz　藍碧璽

【J】
Judy's Jasper　茱蒂碧玉

【K】
keystone　拱頂石
kinesthetic intuitive approach　運動直覺法
Kyanite　藍晶石
Kambaba Jasper　星雲碧玉
Klinoptilolith　斜發沸石
Kunzite　紫鋰輝石
Kiwi Jasper　獼猴桃碧玉
karmic blueprint　業力藍圖

【L】
lattice　晶格
lattice structure　晶格結構
Labradorite　拉長石
Lepidolite　鋰雲母

Lemurian Seed　列穆尼亞種子水晶
Llanoite　淡鹼花崗斑岩
Lapis Lazuli　青金石
Larimar　海紋石
Lemniscate　雙扭線
logarithmic spiral　等角螺線
Lithium Quartz　鋰石英
layout　陣式；陣形

【M】
metaphysical abilities　超自然的能力
Metatron's Cube　梅塔特隆立方體
monoclinic　單斜
Merkaba　梅爾卡巴
mother essence　精華母液
Mookaite Jasper　矽化陶石
Moldavite　捷克隕石
Menalite　矽乳石
Malachite　孔雀石
Magnesite　菱鎂礦
Magnetite　磁鐵礦
mental clarity　頭腦清晰
Mangano Calcite　粉紅色方解石
Moss Agate　苔紋瑪瑙
Muscovite　白雲母
mental constructs　心智結構

【N】
Natrolite　鈉沸石

【O】
Obsidian　黑曜石
Orange　橙色
Opal　蛋白石
orthorhombic　斜方

【P】
phantom　幻影水晶
Petrified Wood　木化石
Polychrome Jasper　多色碧玉
Porcelain Jasper　瓷碧玉
Petalite　透鋰長石
Phenacite　矽鈹石

Pendulum dowse　靈擺探示
perimeter　外護
pentagon　五角形（五邊形）
pentacle, pentagram　五星形（五角星形）
parallelogram　平行四邊形
pituitary gland　腦下垂體
Pietersite　彼得石
Poppy Jasper　罌粟碧玉
pale creamy yellow　淡乳黃色
Presell Blue Stone　普萊斯里青石
Prehnite　葡萄石
Picture Jasper　圖畫碧玉
Pounamou Jade　紐西蘭玉

【Q】
Quantum Quattro Silica 治療天使石
Que Sera 成為之石

【R】
Red Jasper　紅碧玉
Red Flint　紅燧石
Rhodozite　硼鈹鋁銫石
Rhodonite　薔薇輝石
Rhodolite Garnet　玫瑰榴石
Rhodochrosite　菱錳礦
Rose Quartz　粉晶
Rhomboid Selenite　菱形透石膏
replenish　重新加持
revitalizing　恢復活力
Rutilated Quartz　髮晶
Rainbow Mayanite　彩虹瑪雅石

【S】
synergetic interaction　協同互動
sunburst　光芒形
sacred geography　神聖的排列布局
smoky quartz　煙晶
sacral chakra　生殖輪
soma　蘇摩
spirits of light　光明之靈
soul star　靈魂之星
star tetrahedron　星狀的四面體
Shungite　次石墨

Selenite　透石膏
Sunstone　太陽石
sweetgrass　茅香
Seed of Life, the　生命種子
substantial　紮實
solidifying　鞏固
sick-building syndrome　病態建築症候群
Sun Aura Quartz　日環石英
subtle body　精微體
Sodalite　蘇打石
Self　大我
seasonal affective disorder (S.A.D.)
　季節性情緒失調
Shiva Lingam　印度神石
Sugilite　蘇紀石
Spirit Quartz　精靈水晶
Septarian　龜甲石
Scolecite with Natrolite　含鈉沸石的鈣沸石
Stromatolite　疊層石
Strawberry Quartz　草莓水晶
soul body　靈魂體
spleen chakra　脾輪
shamanic journey　薩滿旅程

【T】

tetragonal　四方
triclinic　三斜
trigonal　三方
terminations　晶尖
tingshaws　銅鈴
Topaz　拓帕石
Trigonic Quartz　三角水晶
Tangerine Aura Quartz　橘色光環水晶
Tip　小提示
Tetractys triangle　聖十三角形
Tree of Life　生命之樹
Turquoise　綠松石
Turquenite　藍色白紋石
thymus　胸腺
Tiger's Eye　虎眼石
Twin Flame Clear Brandenberg Amethyst
　雙生火焰白色布蘭登堡水晶

Twin Flame Smoky Brandenberg Amethyst
　雙生火焰含煙布蘭登堡水晶
tumbled　滾圓的
Tourmaline　碧璽
Triple Spiral　三螺旋
Tanzanite　丹泉石
thought forms　念相

【U】

ultimate union　終極的合一
unity　合一；統一
unification　統一
universal forces　遍在力量
unicursal hexagram　單行六星形

【V】

vortex energy　漩渦能量
Vulcanite　軟碲銅礦
Vesica Piscis　魚形橢圓
Variscite　磷鋁石
energy Vampires　能量吸血鬼

【W】

windows　晶窗
wholeness　完整
whirling mass　渦旋團
Watermelon Tourmaline　西瓜碧璽

【Y】

Yellow Jasper　黃碧玉
Yellow Calcite　黃色方解石
Youngite　硫錳鋅鐵礦

【Z】

Zincite　紅鋅礦
Zoisite　黝簾石

【人名】

Judy Hall　茱蒂・霍爾
Drunvalo Melchizedek　默基瑟德
Terrie Celest　泰芮・塞萊思特
Michael Eastwood　麥可・伊斯特伍德

國家圖書館出版品預行編目（CIP）資料

水晶陣療癒全書：使用陣式，擴大礦石的顯化力量 /
茱蒂‧霍爾（Judy Hall）著；謝明憲譯. -- 初版. -- 臺
北市：橡實文化出版：大雁出版基地發行，2021.10
　　面；　公分
譯自：Crystal grids handbook : use the power of
　　the stones for healing and manifestation.
ISBN 978-986-5401-84-9（平裝）

1.另類療法　2.水晶　3.能量

418.995　　　　　　　　　　　　　　110012922

BC1099

水晶陣療癒全書：使用陣式，擴大礦石的顯化力量
Crystal Grids Handbook: Use the Power of the Stones for Healing and Manifestation

本書內容僅供個人療癒輔助參考之用，無法取代正統醫學療程或專業醫師之建議與診斷。如果您對
健康狀況有所疑慮，請諮詢專業醫事者的協助。

作　　　者　茱蒂‧霍爾（Judy Hall）
譯　　　者　謝明憲
責任編輯　田哲榮
協力編輯　朗慧
封面設計　斐類設計
內頁構成　歐陽碧智
校　　　對　蔡昊恩

發 行 人　蘇拾平
總 編 輯　于芝峰
副總編輯　田哲榮
業務發行　王綬晨、邱紹溢
行銷企劃　陳詩婷
出　　　版　橡實文化 ACORN Publishing
　　　　　　地址：10544臺北市松山區復興北路333號11樓之4
　　　　　　電話：02-2718-2001　傳眞：02-2719-1308
　　　　　　網址：www.acornbooks.com.tw
　　　　　　E-mail信箱：acorn@andbooks.com.tw
發　　　行　大雁出版基地
　　　　　　地址：10544臺北市松山區復興北路333號11樓之4
　　　　　　電話：02-2718-2001　傳眞：02-2718-1258
　　　　　　讀者傳眞服務：02-2718-1258
　　　　　　讀者服務信箱：andbooks@andbooks.com.tw
　　　　　　劃撥帳號：19983379　戶名：大雁文化事業股份有限公司

印　　　刷　中原造像股份有限公司
初版一刷　2021年10月
初版二刷　2023年 8 月
定　　　價　520元
I S B N　978-986-5401-84-9

歡迎光臨大雁出版基地官網
www.andbooks.com.tw
‧訂閱電子報並塡寫回函卡‧